◆最新◆ 臨床検査学講座

生理学

編集
奈良信雄
和田隆志

医歯薬出版株式会社

「最新臨床検査学講座」の刊行にあたって

　1958年に衛生検査技師法が制定され，その教育の場からの強い要望に応えて刊行されたのが「衛生検査技術講座」であります．その後，法改正およびカリキュラム改正などに伴い，「臨床検査講座」(1972)，さらに「新編臨床検査講座」(1987)，「新訂臨床検査講座」(1996) と，その内容とかたちを変えながら改訂・増刷を重ねてまいりました．

　2000年4月より，新しいカリキュラムのもとで，新しい臨床検査技師教育が行われることとなり，その眼目である"大綱化"によって，各学校での弾力的な運用が要求され，またそれが可能となりました．「基礎分野」「専門基礎分野」「専門分野」という教育内容とその目標とするところは，従前とかなり異なったものになりました．そこで弊社では，この機に「臨床検査学講座」を刊行することといたしました．臨床検査技師という医療職の重要性がますます高まるなかで，"技術"の修得とそれを応用する力の醸成，および"学"としての構築を目指して，教育内容に沿ったかたちで有機的な講義が行えるよう留意いたしました．

　その後，ガイドラインが改定されればその内容を取り込みながら版を重ねてまいりましたが，2013年に「国家試験出題基準平成27年版」が発表されたことにあわせて紙面を刷新した「最新臨床検査学講座」を刊行することといたしました．新シリーズ刊行にあたりましては，臨床検査学および臨床検査技師教育に造詣の深い山藤　賢先生，高木　康先生，奈良信雄先生，三村邦裕先生，和田隆志先生を編集顧問に迎え，シリーズ全体の構想と編集方針の策定にご協力いただきました．各巻の編者，執筆者にはこれまでの「臨床検査学講座」の構成・内容を踏襲しつつ，最近の医学医療，臨床検査の進歩を取り入れることをお願いしました．

　本シリーズが国家試験出題の基本図書として，多くの学校で採用されてきました実績に鑑みまして，ガイドライン項目はかならず包含し，国家試験受験の知識を安心して習得できることを企図しました．国家試験に必要な知識は本文に，プラスアルファの内容は側注で紹介しています．また，読者の方々に理解されやすい，より使いやすい，より見やすい教科書となるような紙面構成を目指しました．本「最新臨床検査学講座」により臨床検査技師として習得しておくべき知識を，確実に，効率的に獲得することに寄与できましたら本シリーズの目的が達せられたと考えます．

　各巻テキストにつきまして，多くの方がたからのご意見，ご叱正を賜れば幸甚に存じます．

2015年春

医歯薬出版株式会社

序

　ヒトが生き生きとした行動をとり，円滑な生活を営むうえでは，人体の構造と機能が正常であることが重要である．人体の構造は主として「解剖学」，「組織学」などで理解され，人体の機能は主として「生理学」，「生化学」などによって理解される．生理学は，細胞としての機能，器官としての機能，そして統合された人体全体の機能を中心に解明し，応用する学問である．健康を守り，疾病に悩む患者の医療に携わる医療人にとって，生理学を理解しておくことは必須であろう．

　臨床検査を専門とする臨床検査技師は，医療人の一員として，人体の機能を理解するうえで生理学を学習し，十分に理解しておくことはきわめて重要である．さらに，臨床検査技師の主な業務に「生理機能検査」があるが，生理機能検査の原理，意義，そして応用を理解するにあたっても生理学を理解しておくことは欠かせまい．

　臨床検査技師養成のテキストとして活用していただいている「臨床検査学講座」が新たに「最新臨床検査学講座」として刷新されるのを機に，「生理学」のテキストも全面的に改訂することとした．最新の知識を盛り込むことはもちろんであるが，生理学を理解するのに最も基本となる事項をわかりやすく解説することとした．執筆は，執筆方針に基づき，各領域で活躍されている専門家に依頼した．本書をご覧いただくと，前身の「臨床検査学講座」からさらにわかりやすく，かつ最新の内容も盛り込まれていることがご理解いただけるものと確信する．

　チーム医療が医療を支える根幹となっている現在，臨床検査技師の役目，責務はますます増大している．臨床検査技師養成機関で勉学に励まれている学生諸君はもちろん，現場で活躍されている臨床検査技師の皆さんも，本書を是非ご活用いただき，生理学を十分にご理解いただいたうえで臨床検査業務にあたっていただきたいと願う．

　本書の企画・編集にあたっては，執筆者の先生方のみならず，日本臨床検査学教育協議会の先生方，医歯薬出版株式会社編集部の皆さんの甚大なるご協力をいただいた．ここに深謝する．

2018年2月

著者を代表して　奈良信雄

●編 集

奈良　信雄（なら　のぶお）　日本医学教育評価機構常勤理事
順天堂大学医学部客員教授
東京医科歯科大学（現東京科学大学）名誉教授

和田　隆志（わだ　たかし）　国立大学法人金沢大学長

●執筆者（執筆順）

奈良　信雄（なら　のぶお）　（前掲）

下澤　達雄（しもさわ　たつお）　国際医療福祉大学教授（医学部臨床検査医学）

藤本　圭作（ふじもと　けいさく）　市立大町総合病院院長

和田　隆志（わだ　たかし）　（前掲）

中田　光俊（なかだ　みつとし）　金沢大学教授（医薬保健研究域医学系脳・脊髄機能制御学）

河﨑　洋志（かわさき　ひろし）　金沢大学教授（医薬保健研究域医学系脳神経医学）

稲津　明広（いなづ　あきひろ）　金沢大学教授（医薬保健研究域保健学系病態検査学）

村上　正巳（むらかみ　まさみ）　群馬大学大学院教授（医学系研究科臨床検査医学）

笹川　寿之（ささがわ　としゆき）　金沢医科大学教授（産科婦人科学・生殖周産期学）

木原　和徳（きはら　かずのり）　東京医科歯科大学名誉教授（医学部腎泌尿器外科学）

木島　敏樹（きじま　としき）　獨協医科大学（医学部泌尿器科学）

櫻井　吾郎（さくらい　ごろう）　金沢大学附属病院（リハビリテーション部）

最新臨床検査学講座
生理学
CONTENTS

第1章　生理学序論 …………………… 1
- Ⅰ 細胞，組織，器官 …………………… 1
  - 1 細胞 …………………………………… 1
    - 1）細胞膜　2
    - 2）核　2
    - 3）細胞質　2
  - 2 組織 …………………………………… 3
    - 1）上皮組織　3
    - 2）結合・支持組織　4
    - 3）筋組織　5
    - 4）神経組織　5
    - 5）血液，リンパ　6
  - 3 器官，器官系（系統） ……………… 6
- Ⅱ 遺伝子による細胞制御 ……………… 6
- Ⅲ 生体膜，神経・筋活動 ……………… 6
  - 1 生体膜 ………………………………… 6
  - 2 神経・筋活動 ………………………… 7
    - 1）細胞膜電位　7
    - 2）興奮の伝導・伝達　7
    - 3）筋活動　7
- Ⅳ 内部環境のコントロール …………… 8

第2章　心・血管系 ………………… 11
- Ⅰ 循環の基礎 ………………………… 11
- Ⅱ 心臓の解剖と刺激伝導系 ………… 12
  - 1 心臓の解剖 ………………………… 12
  - 2 刺激伝導系 ………………………… 12
- Ⅲ 心筋の生理，調律的興奮 ………… 12
  - 1 活動電位と心臓内刺激伝導 ……… 13
  - 2 興奮-収縮連関 …………………… 14
  - 3 心電図 ……………………………… 15
- Ⅳ 心周期 ……………………………… 16
  - 1 心臓超音波検査 …………………… 17
- Ⅴ 心拍出量，心拍数の調節 ………… 17
- Ⅵ 循環系の生理的調節 ……………… 19
  - 1 急性調節 …………………………… 19
  - 2 内皮由来血管作動物質 …………… 20
  - 3 慢性調節 …………………………… 20
  - 4 ホルモンその他による循環調節 … 20
- Ⅶ 血圧の調節 ………………………… 21
  - 1 心周期と血圧 ……………………… 21
  - 2 血圧の急性調節 …………………… 22
  - 3 血圧の慢性調節 …………………… 23
  - 4 体液調節因子 ……………………… 24
    - 1）レニン-アンギオテンシン系による調節　24
    - 2）アルドステロン　24
    - 3）バソプレッシン　25
- Ⅷ 微小血管系，リンパ管 …………… 25

第3章　呼吸器系 …………………… 27
- Ⅰ 肺換気 ……………………………… 27
  - 1 上気道 ……………………………… 27
  - 2 下気道 ……………………………… 28
    - 1）気道抵抗の局在　28
    - 2）気管・気管支の防御メカニズム（線毛運動）　29
    - 3）気管，気管支，細気管支の構造と機能　29
  - 3 呼吸運動 …………………………… 29
  - 4 肺気量位と呼吸筋 ………………… 31
  - 5 小葉と肺胞の構造と機能 ………… 31
    - 1）肺の小葉　31
    - 2）肺胞壁の構造とサーファクタントの役割　31
- Ⅱ 肺循環 ……………………………… 32
  - 1 肺循環の特徴 ……………………… 33
  - 2 生理的換気血流比不均等 ………… 33
- Ⅲ ガス交換 …………………………… 35

1　外呼吸と内呼吸 ················· 35
　　2　酸素瀑布 ························· 35
　　3　肺胞気と肺毛細血管でのガス交換（拡散） ···························· 36
　　4　動脈血酸素含量と組織に運搬される酸素量 ······························· 36
　　5　酸素飽和度と酸素分圧との関係（酸素解離曲線） ·························· 37
　Ⅳ　呼吸調節 ····························· 37
　　1　呼吸調節系 ······················· 37
　　　1）行動調節　38
　　　2）神経調節　38
　　　3）化学調節　39

第4章　消化器系 ·················· 41

　Ⅰ　消化管機能 ························· 41
　　1　消化管の構造 ··················· 42
　　　1）口腔　42
　　　2）咽頭　42
　　　3）食道　42
　　　4）胃　43
　　　5）小腸　43
　　　6）大腸　44
　　2　消化管の機能 ··················· 44
　　　1）咀嚼　44
　　　2）嚥下　45
　　　3）消化管運動　45
　　　4）消化・吸収　46
　　　5）糞便形成と排便　49
　Ⅱ　肝・胆・膵機能 ···················· 49
　　　1）肝臓　49
　　　2）胆嚢　50
　　　3）膵臓　51
　Ⅲ　消化管ホルモン ··················· 51

第5章　腎臓と体液 ················ 53

　Ⅰ　体液分布 ····························· 53

　　1　生体内分布 ······················· 53
　　2　生理的意義 ······················· 54
　　3　体液調節機構 ··················· 54
　Ⅱ　尿の生成と排泄 ··················· 55
　　1　腎臓の構造 ······················· 55
　　2　腎臓の機能 ······················· 55
　　3　尿の生成と調節機構 ··········· 57
　　4　尿の排泄と調節機構 ··········· 57
　Ⅲ　水電解質調節 ······················· 57
　　1　無機質と調節機構 ·············· 58
　　　1）ナトリウム（Na^+）　58
　　　2）カリウム（K^+）　59
　　　3）カルシウム（Ca^{2+}）　59
　　　4）クロール（Cl^-）　60
　　　5）重炭酸イオン（HCO_3^-）　61
　Ⅳ　酸-塩基平衡 ························ 61
　　1　調節機構 ·························· 61
　　2　炭酸ガス分圧（$PaCO_2$） ·········· 62
　　3　代謝性アシドーシスと代謝性アルカローシス ···························· 62
　Ⅴ　腎ホルモン ························· 63
　　1　ビタミンD ····················· 63
　　2　エリスロポエチン ············· 63
　　3　レニン-アンギオテンシン系 ········ 63

第6章　血液，造血器，凝固，免疫 ··· 65

　Ⅰ　血液の機能 ························· 65
　　　1）物質の輸送　65
　　　2）酸-塩基平衡　66
　　　3）体液量の調節　66
　　　4）体温の調節　66
　　　5）生体防御　66
　　　6）血液凝固　66
　Ⅱ　造血器 ······························· 66
　　1　骨髄 ································ 67
　　2　リンパ組織 ······················· 67
　　3　脾臓 ································ 67
　　4　胸腺 ································ 68

- Ⅲ 血球成分 … 69
  - 1 血球の分化・成熟 … 69
  - 2 赤血球 … 70
  - 3 白血球 … 70
  - 4 血小板 … 72
- Ⅳ 止血 … 72
- Ⅴ 免疫 … 73
  - 1 液性免疫 … 73
  - 2 細胞性免疫 … 73
  - 3 自然免疫 … 74
  - 4 アレルギー … 74
- Ⅵ 血液型 … 74

第7章 神経系 … 77

- Ⅰ 神経組織 … 77
  - 1 ニューロン … 77
  - 2 神経線維の種類 … 77
  - 3 グリア細胞 … 78
- Ⅱ 神経の生理の基礎 … 78
  - 1 膜電位 … 78
  - 2 活動電位 … 79
  - 3 all or none の法則 … 80
  - 4 不応期 … 80
  - 5 刺激と興奮 … 80
  - 6 興奮伝導 … 80
- Ⅲ シナプス … 81
  - 1 化学的シナプス … 81
    - 1) 一方向性伝達　82
    - 2) シナプス遅延　82
    - 3) 易疲労性　82
    - 4) 反復刺激後増強　82
  - 2 電気的シナプス … 83
  - 3 シナプス伝達の生理的意義 … 83
  - 4 神経筋接合部 … 84
- Ⅳ 中枢神経 … 84
  - 1 大脳の働きと機能の局在 … 85
    - 1) 前頭葉　85
    - 2) 側頭葉　85
    - 3) 頭頂葉　85
    - 4) 後頭葉　86
    - 5) 大脳基底核　86
    - 6) 大脳辺縁系　86
    - 7) 間脳　86
  - 2 小脳の働き … 86
  - 3 脳幹の働き … 86
  - 4 脊髄の働き … 87
  - 5 反射の機序 … 88
    - 1) 動的伸張反射　88
    - 2) 持続的伸張反射　88
    - 3) 屈曲反射　88
  - 6 意識 … 89
  - 7 睡眠の生理と調節 … 90
    - 1) ノンレム睡眠　90
    - 2) レム睡眠　90
  - 8 記憶 … 90
    - 1) 作業記憶　91
    - 2) 短期記憶　91
    - 3) 長期記憶　91
    - 4) 陳述記憶　91
    - 5) 手続き記憶　91
- Ⅴ 末梢神経 … 92
  - 1 脳神経 … 92
  - 2 脊髄神経 … 92
  - 3 体性神経と自律神経 … 93
    - 1) 体性神経系　93
    - 2) 自律神経系　93
  - 4 自律神経の検査 … 93
    - 1) シェロング起立試験　93

第8章 感覚系 … 95

- Ⅰ 感覚とは … 95
  - 1 感覚の種類と質 … 95
  - 2 受容器 … 95
    - 1) 適刺激　95
    - 2) 刺激閾と識別閾　96
    - 3) ウェーバーの法則，スティーブンスの

　　　　法則　96
　　　4）受容野　97
　3　感覚神経……………………………97
　4　感覚中枢……………………………97
II　体性感覚…………………………………97
　1　触圧覚………………………………97
　2　温度感覚……………………………97
　3　痛覚…………………………………98
　4　振動覚………………………………99
　5　固有感覚……………………………99
III　内臓感覚…………………………………99
　1　内臓痛覚……………………………99
　2　臓器感覚……………………………100
IV　視覚………………………………………100
　1　光学系………………………………100
　2　屈折異常……………………………100
　3　虹彩…………………………………101
　4　網膜…………………………………102
　　　1）網膜の構造　102
　　　2）光変換　102
　　　3）色覚　103
　5　視力…………………………………103
　6　視野…………………………………103
　7　順応…………………………………104
　8　フリッカー融合頻度………………104
　9　残像…………………………………105
　10　眼球運動……………………………105
V　聴覚………………………………………106
　1　聴覚とは……………………………106
　2　受容器と感覚中枢…………………106
　3　聴覚の特徴…………………………106
VI　前庭感覚…………………………………108
　1　前庭感覚とは………………………108
　2　受容器と感覚中枢…………………108
　3　前庭感覚の特徴……………………109
VII　味覚………………………………………109
　1　基本味と受容体……………………109
　2　受容器と感覚中枢…………………110
　3　味覚の特徴…………………………110

VIII　嗅覚………………………………………110
　1　匂い物質と受容体…………………110
　2　受容器と感覚中枢…………………111
　3　嗅覚の特徴…………………………111

第9章　代謝・栄養系……………113

I　糖質，脂質，蛋白質，非蛋白性窒素代謝……………………………………113
　1　糖質…………………………………113
　　　1）二糖類と単糖類の生理的役割　113
　　　2）グルコースの調節因子　113
　　　3）糖質の生理的意義と修飾　114
　2　脂質…………………………………114
　　　1）トリグリセライドの代謝　114
　　　2）脂肪細胞の代謝調節　115
　3　蛋白質………………………………117
　4　非蛋白性窒素………………………117
　　　1）アンモニア　118
　　　2）尿素　118
　　　3）クレアチン，クレアチニン　118
　　　4）尿酸　118
　　　5）ビリルビン　119
II　ビタミン，ミネラル……………………119
　1　脂溶性ビタミン……………………119
　　　1）ビタミンA　119
　　　2）ビタミンE　120
　　　3）ビタミンD　120
　　　4）ビタミンK　120
　2　水溶性ビタミン……………………120
　　　1）ビタミンB群　120
　　　2）ビタミンC　121
　3　ミネラル……………………………121
III　エネルギー産生と体温調節……………121
　1　エネルギー産生……………………121
　　　1）クエン酸回路，電子伝達系におけるエネルギー産生　122
　　　2）β酸化，脂肪酸合成におけるエネルギー産生　122

3) エネルギーの利用　122
2　体温産生と発熱　123
　　1) 体温上昇の仕組み　123
　　2) 基礎代謝　123
3　発汗による熱放散　123
4　熱中症と低体温症　123
　　1) 熱中症の分類　123
　　2) 低体温症　124

第10章　内分泌系　125

I　ホルモン作用と調節　125
1　内分泌系の調節の仕組み　125
　　1) フィードバック機構　125
　　2) 生理的変動　125
2　内分泌器官　126
3　ホルモンの化学的種類　126
　　1) ホルモンの種類と性質　126
　　2) ホルモンの作用と調節機序　126

II　内分泌臓器とそのホルモン　127
1　視床下部　127
2　下垂体　128
　　1) 下垂体前葉　129
　　2) 下垂体後葉　131
3　甲状腺　131
　　1) 合成と分泌　131
　　2) 調節機構　132
　　3) 代謝　132
　　4) 作用　133
4　副甲状腺　133
5　副腎　134
　　1) 副腎皮質　134
　　2) 副腎髄質　136
6　松果体　137

第11章　生殖系　139

I　生殖系　139
II　女性生殖系　139

1) 卵巣　140
2) 卵管　140
3) 子宮　140
4) 腟　140

III　女性ホルモン　141
1　女性ホルモンの生成経路と生理作用　141
2　女性ホルモン合成の調節（視床下部-下垂体-卵巣システム）　141
3　中枢または末梢からのGnRH調節　142

IV　女性の生殖機能　143
1　第二次性徴と初経　143
2　排卵と月経　144
3　妊娠の成立　144
4　生殖機能の加齢による変化　145

V　男性生殖系　145
1) 精巣　145
2) 精巣上体　146
3) 精管　146
4) 精嚢　146
5) 前立腺　146

VI　男性ホルモン　146
1　生理作用　147
2　作用機序　147
3　分泌調節機序　147

VII　男性の生殖機能　147
1　精子形成　147
2　勃起と射精　148
　　1) 勃起のメカニズム　148
　　2) 射精のメカニズム　148

第12章　運動系　149

I　骨・筋の代謝と調節　149
1　骨　149
　　1) 骨の構造　149
　　2) 骨形成　149
　　3) 骨吸収　150
　　4) 骨の再構築　151
　　5) 骨代謝回転　151

6）骨の調節　153	2）副運動　157
2　筋 …………………………………… 153	3）関節可動域制限　157
1）筋のエネルギー代謝　153	Ⅲ　筋運動 ……………………………………157
2）骨格筋の筋線維タイプ　154	1　筋の収縮 ………………………………… 157
Ⅱ　骨・関節運動 ……………………………156	1）筋の収縮様式　157
1　関節の構造 ……………………………… 156	2）筋収縮の性質　159
2　関節の種類 ……………………………… 156	3）筋収縮の力学　160
3　関節運動 ………………………………… 156	
1）骨運動　156	索引 ……………………………………… 162

●執筆分担

第1章	奈良信雄	第8章	河﨑洋志
第2章	下澤達雄	第9章	稲津明広
第3章	藤本圭作	第10章	村上正巳
第4章	奈良信雄	第11章 Ⅰ～Ⅳ	笹川寿之
第5章	和田隆志	Ⅴ～Ⅶ	木原和徳・木島敏樹
第6章	奈良信雄	第12章	櫻井吾郎
第7章	中田光俊		

側注マークの見方　国家試験に必要な知識は本文に，プラスアルファの内容は側注で紹介しています．

 用語解説　 関連事項　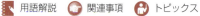 トピックス

第1章 生理学序論

　人体をつくる最小単位は細胞である．**細胞**が集まって**組織**となり，組織が集まって器官をつくる．**器官**が集まった**器官系**（系統）により，形態的にも機能的にも完成した人体となる．

I 細胞，組織，器官

1 細胞

　すべての生物は，「細胞」という基本単位からつくられている．同時に，細胞は生命体としての機能を発揮する最小単位でもある．つまり，構造の面でも，機能の面でも，細胞は生体の最小の基本単位といえる．

　細胞は，細胞膜，核，細胞質からできている．細胞質にはそれぞれに固有の働きをもった細胞内小器官がある（**図 1-1**）．

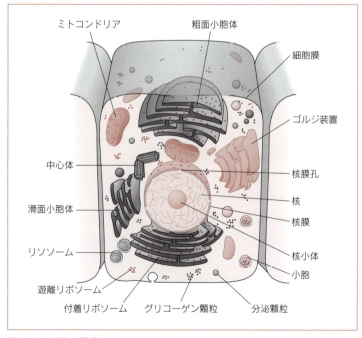

図 1-1　細胞の構造

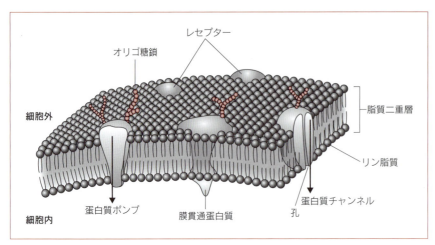

図1-2 細胞膜の構造

1）細胞膜

　細胞面は，リン脂質を主体にした厚さ約5 nm の細胞膜でおおわれている．リン脂質は，水と親和性をもつ親水基と，水には親和性のない疎水基を併せ持つ．細胞膜は，リン脂質が親水基を細胞内外の両表面に向け，疎水基同士を内側に向けた二重構造になっている（図1-2）．

2）核

　核は，細胞の遺伝情報を担うデオキシリボ核酸（DNA）と，遺伝情報を伝達して蛋白質を合成する働きのあるリボ核酸（RNA）を含み，細胞の分裂，増殖，分化などに重要な役割を果たす．通常，核は細胞に1個あり，染色質，核小体，核膜からできている．

　染色質（クロマチン）は，DNAとヒストンなどの核蛋白質が複合体になったものである．通常の状態ではごく細いネットワーク状の構造であるが，細胞が分裂するときには太い糸状になる．そこで，細胞分裂のときにGiemsa（ギムザ）染色などを施して細胞を光学顕微鏡で観察すると，染色体（クロモソーム）として観察できる．

　核小体はRNAの粒子が連なったもので，核の中に1〜数個存在する．

　核膜は薄い二重構造をした膜で，ところどころで直径50〜100nmの孔（核膜孔）が開いている．この孔を通して，核内と細胞質の間で物質交換が行われる．

3）細胞質

　核以外の細胞構成成分である細胞質には，形態的にも機能的にも分化した細胞内小器官のミトコンドリア，ゴルジ装置，リボソーム，小胞体，リソソーム，中心体などがある．

両親媒性
親水基と疎水基の両方をもつ性質を両親媒性という．細胞膜はこの性質をもち，細胞は外からの影響を受けにくく，細胞の内部を保護している．

デオキシリボ核酸（DNA）
DNAは，糖のデオキシリボースに塩基（プリン化合物のアデニン，グアニン，またはピリミジン化合物のシトシン，チミン）が結合したヌクレオシドにリン酸基が結合してヌクレオチドとなり，そのヌクレオチドが重合してできている巨大分子である．二重らせん構造をとり，遺伝子の本体である．

リボ核酸（RNA）
RNAは，糖のリボースに塩基（プリン化合物のアデニン，グアニン，またはピリミジン化合物のシトシン，ウラシル）とリン酸基が結合してできる核酸である．DNAの遺伝情報を伝達して，蛋白質を合成するのに重要な役割を果たす．RNAには，DNAを鋳型として転写されるメッセンジャーRNA（mRNA），リボソームを構成するリボソームRNA（rRNA），蛋白質合成の際にアミノ酸を運搬するトランスファーRNA（tRNA）などがある．

(1) ミトコンドリア（糸粒体）

ホットドッグのような形で，内外2枚の膜で包まれる．内側の膜からはクリステとよばれるヒダ状の隆起が出ている．内部には多くの呼吸酵素が含まれ，代謝活動に重要なアデノシン三リン酸（ATP）を大量に供給している．これにより，ミトコンドリアは生体エネルギーを変換する場として大切な働きをしている．

(2) ゴルジ装置（ゴルジ体）

核の周囲にある，袋のような小器官である．蛋白質，糖質などを貯蔵したり運搬し，細胞質内の膜成分を合成するなどの働きがある．

(3) リボソーム

RNAと蛋白質からできているリボ核蛋白質で，粗面小胞体（後述）に付着した付着リボソームと，細胞質内に散在する遊離リボソームがある．DNAの遺伝情報を受け取って蛋白質合成を行う場になる．

(4) 小胞体

小胞状ないし管状の構造である．膜の表面にリボソームが付着した粗面小胞体と，リボソームが付着していない滑面小胞体がある．RNAが付着した粗面小胞体では，蛋白質が合成される．滑面小胞体は，ステロイドホルモンの合成，グリコーゲン代謝，分泌などに関係する．

(5) リソソーム（ライソソーム）

顆粒状の小体で，加水分解酵素を含んで細胞質内の異物や老廃物を分解し，処理する．マクロファージなどの食細胞に多く含まれる．

(6) 中心体

ゴルジ装置の周辺にみられる桿状の小体で，2つの中心小体からなる．中心小体は，細胞が分裂するときに紡錘糸を形成し，2つに分かれた染色体を移動させる役割がある．

(7) その他

細胞質には，ほかにも，細胞骨格を形づくる細糸（フィラメント），細胞内運動に関係する微小管，細胞外運動を行うのに必要な細胞表面の線毛や鞭毛，小腸上皮細胞などには吸収作用に関与する刷子縁（微絨毛）などがある．

また，細胞の代謝活動によってできるグリコーゲン顆粒，脂質，分泌顆粒なども含まれる．

2 組織

細胞は集まって組織をつくる．上皮組織，結合・支持組織，筋組織，神経組織，血液，リンパなどがあり，組織は細胞と細胞間質からできている．

1）上皮組織

体表や体腔，器官，脈管の内面をおおう細胞層である．上皮組織は上皮細胞と基底膜からなり，上皮細胞の形態からは扁平，立方，円柱上皮に区別され，

ミトコンドリアDNA
ミトコンドリアには核のDNAとは異なるDNAがあり，独自の遺伝情報をもって母系遺伝する．ミトコンドリアDNAは，嫌気性細胞に侵入して共生関係になった好気性細菌に由来すると考えられている．

ゴルジ（1843〜1926）
イタリアの解剖学者，神経組織学者で，硝酸銀を用いた染色法で，神経細胞を染色し観察した．ゴルジ装置のほか，数々の構造を発見した．

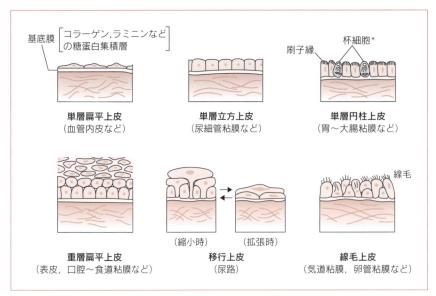

図 1-3　上皮組織の種類
＊：杯細胞は上皮の表面を潤す粘液を分泌する．
移行上皮：腎盂，尿管，膀胱など，尿路系の粘膜上皮は細胞の丈がまちまちで，尿量の変化によって伸縮できるようになっている．

層構造からは単層上皮と重層上皮に区別される（**図 1-3**）．

上皮組織は単に上皮ともよばれ，からだや臓器を保護している．特に機械的刺激を受けやすい皮膚の表皮や，口腔，食道，腟，肛門，角膜の上皮などは，扁平上皮が重なって重層扁平上皮となり，外部からの圧力に強くなっている．血管，リンパ管，腹膜腔，胸膜腔，心膜腔の内面などは，扁平な細胞が1層に並ぶ単層扁平上皮になっており，伸縮に対応している．

上皮の表面に線毛があるものを線毛上皮とよぶ．鼻腔，喉頭，気管，気管支などの気道や，卵管，精管などの粘膜にある．線毛は，異物や卵子，精子などを送りだす．

腺上皮は分泌機能をもち，汗や消化酵素などを分泌する外分泌腺と，ホルモンを分泌する内分泌腺にある．そのほか，呼吸や感覚に関係する上皮組織もある．

2）結合・支持組織

結合組織は，種々の組織の間や器官のすき間を結合したり，埋める組織である．表皮の下にある皮下組織，粘膜上皮の下にある粘膜下組織，実質器官にある葉間組織や小葉間組織，筋膜，腱などといった組織がある．

支持組織は，身体を支える組織で，骨や軟骨などである．

骨組織は，骨の主体となり，豊富な膠原線維とカルシウムを含む骨基質（細胞間質）と，骨細胞から構成される．骨基質は，表層の硬い緻密質と，深層にある粗い構造の海綿質からなる．海綿質のすき間と骨髄腔は洞様毛細血管に富んだ骨髄となっており，造血が行われている．骨細胞は，骨層板に沿った骨小

結合組織

結合組織には，膠原線維（コラーゲン線維）が主体になっている疎性結合組織，多くの脂肪細胞がある脂肪組織，動脈壁など弾性線維が多く含まれる弾性組織，メラニン細胞に富む色素組織などがある．

骨の血管

骨への血行は豊富で，骨膜からはフォルクマン管を通って血管が入り，骨質内で縦の血管腔（ハバース管）に連なり，栄養を骨質に与えている．

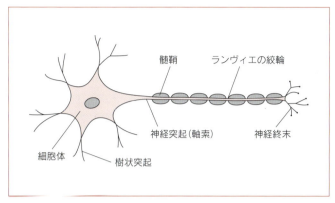

図1-4　ニューロンの構造

腔内にある．骨組織は血管から栄養を取り入れ，再生能力がある．
軟骨組織は，軟骨細胞とゲル状の軟骨基質からなる．このうち，硝子軟骨は肋軟骨，関節軟骨，気管軟骨などにあり，硫酸ムコ蛋白が豊富に含まれて中等度の弾力性がある．弾性軟骨は耳介軟骨，外耳道，鼻軟骨，喉頭蓋軟骨などにあり，基質に弾性線維が密に分布して弾力性に富む．線維軟骨は椎間板，恥骨結合，関節半月などにあり，基質に膠原線維が多く含まれて可動性が乏しい．

3）筋組織

筋肉をつくる組織で，収縮能をもつ筋線維が基本単位になっている．横紋がみられる**横紋筋**と，横紋のない**平滑筋**に分けられる．また，機能の面からは，自らの意思で動かせる**随意筋**と，意思では動かせない**不随意筋**に分けられる．

骨格筋は体幹や四肢の骨格に付着してからだを動かすほか，顔面の表情筋は表情をつくったり，食道上部の筋は食道の運動に作用する．これらの筋は横紋筋であり，かつ随意筋である．

泌尿器，生殖器，消化器，呼吸器，血管壁，外分泌腺などには平滑筋が分布する．これらの筋は自律神経によって動きがコントロールされる不随意筋である．

4）神経組織

神経組織には，中枢神経の脳，脊髄と，末梢神経がある．末梢神経は，解剖学的には脳神経と脊髄神経，機能的には体性神経（運動神経，感覚神経）と自律神経（交感神経，副交感神経）に分類される．

中枢神経は**神経細胞**と**神経膠細胞**（**グリア細胞**）からなり，末梢神経は神経細胞と**シュワン細胞**などから構成される．

神経細胞は，核をもつ細胞体を中心にして，興奮を次の細胞に伝える**神経突起**（軸索）と，刺激を受け取って神経核に求心的に伝える**樹状突起**が伸びている．細胞体，軸索，樹状突起から構成される神経系の細胞機能単位としての神経細胞を**ニューロン**（神経単位）という（**図1-4**）．

> **心筋**
> 心臓壁をつくる心筋は，形態からみると横紋筋ではあるが，骨格筋とは異なって意思で動かすことはできない不随意筋である．心筋は自動性収縮を行うが，その収縮には自律神経の影響も受ける．

> **神経膠細胞**
> 神経組織には，神経細胞と血管壁を構成する細胞以外に神経膠細胞がある．神経膠細胞には，星状膠細胞，乏突起膠細胞，小膠細胞がある．

> **シュワン細胞**
> シュワン細胞は末梢神経の無髄神経線維の軸索を包むシュワン鞘をつくる．

5）血液，リンパ

血液と**リンパ**は，液状の基質に細胞成分が浮かぶようにして流れる液状組織である．血液は血管内を流れ，液状の血漿に赤血球，白血球，血小板の3種類の血球成分が流れる．リンパ液はリンパ管の中を流れ，液状のリンパ漿にリンパ球が流れている．

3 器官，器官系（系統）

組織が集まって，消化や呼吸など特定の機能を営む**器官**がつくられる．器官には，大脳，小脳，心臓，肺，胃，小腸，大腸，肝臓，腎臓，膀胱などがある．いくつかの器官は集まり，協同的に働いて，統合的な生理作用を行う**器官系（系統）**になる．たとえば，食道，胃，小腸，大腸などが集まって消化器系となる．そして，これらの器官系が集まって統合的に働いて，人体は調和のとれた生活機能を営むことができる．

> **器官系**
> 器官系は，骨格系，筋系，消化器系，呼吸器系，循環器系，泌尿器系，生殖系，神経系，感覚系，内分泌系などに分けられる．

II 遺伝子による細胞制御

生物の基本単位である細胞にはエネルギー代謝などさまざまな機能があり，組織や器官をつくる．成長とともに細胞の数は増え，組織や器官も成熟する．こうした細胞の構造や機能には，何千種類もの蛋白質が関与する．蛋白質は，細胞にある遺伝子のもつ遺伝情報に基づいてつくられる．

遺伝子は細胞の核にある**DNA**にある．DNAは直接蛋白質をつくるわけではなく，その情報を**RNA**に伝える．この過程は**転写**といわれ，情報を伝達されたRNAは核から細胞質に輸送される．そしてRNAの情報に基づいてリボソームでアミノ酸が次々に結合していき，高分子の蛋白質が合成される．これは**翻訳**とよばれ，**遺伝情報**に従って固有の**蛋白質**が合成される．

つまり，DNAにある遺伝子という設計図の情報は，RNAに伝えられ，最終的には蛋白質という製品が作り上げられる．合成された蛋白質は細胞を形づくったり，酵素としての活性をもって代謝を行ったりして，それぞれの生体の構造と機能の特徴を作り上げる．

> **遺伝子**
> 遺伝子については，本講座「遺伝子関連・染色体検査学」を参照のこと．

III 生体膜，神経・筋活動

1 生体膜

細胞膜をはじめ，核膜や細胞内小器官にある細胞内膜など，細胞にある膜構造を総称して**生体膜**という．生体膜のほとんどは約40％の脂質と約60％の蛋白質を含み，脂質ではリン脂質が主な成分になっている．

細胞膜には，蛋白質成分や糖蛋白質成分などがところどころにある．これらは**受容体（レセプター）**や**イオンチャネル**となって，細胞の内側と外側との間で水，イオン，アミノ酸，糖などの物質を受け渡す（図1-2）．

> **生体膜**
> 生体膜は脂質が二層構造をなし，その間に蛋白質が膜内顆粒として埋め込まれたようになっている（図1-2）．生体膜は固定されたものではなく，流動的で，蛋白質や脂質は移動する性質がある．

2　神経・筋活動

人体の活動は，神経による電気的刺激が筋肉に伝わり，筋肉が収縮して行われる．神経組織や筋組織は，生体内外からの刺激を受けて活動電位を発生して興奮し，活動が行われる．

1）細胞膜電位

細胞は，細胞膜の内側が外側に対してマイナスに荷電しており，これを**静止膜電位**という．

細胞内はK^+（カリウムイオン）濃度が150 mMと高く，Na^+（ナトリウムイオン）濃度は15 mMと少ない．一方，細胞外のK^+は4 mMで，逆にNa^+が150 mMと高い．細胞膜にあるK^+チャネルはK^+を比較的通しやすい．しかし，Na^+は通りにくく，わずかに細胞膜を通って細胞内に流入してくるNa^+は，細胞膜にあるNa^+ポンプによる能動輸送で細胞外へと汲み出される．こうした性質のため，細胞膜の内外でNa^+とK^+の分布に不均衡が生じている．

静止膜電位はほぼ–90〜–60 mVの範囲で，細胞内外のK^+の濃度差が関係している．神経細胞や筋細胞が刺激を受けて興奮するときには，静止膜電位が–70 mVから急速に＋30 mVへと変化する（**脱分極**）．そして，数ミリ秒ですみやかに元の静止膜電位のレベルに戻る（**再分極**）．この一連の膜電位の変化を，**活動電位**という（詳細は第7章「II 神経の生理の基礎」，p.78を参照のこと）．

2）興奮の伝導・伝達

神経系の構成単位である細胞（**ニューロン**）は，神経細胞体，1本の長い軸索（神経線維），比較的短い数本の樹状突起からできている（図1-4）．神経には，軸索が脂質を主成分とする髄鞘でおおわれている**有髄神経**と，髄鞘におおわれていない**無髄神経**がある．

神経細胞に発生した活動電位は軸索に沿って伝わる．この現象を**興奮の伝導**という．そして，神経細胞から次の神経細胞へと情報を伝える過程は**興奮の伝達**という．神経細胞の興奮の伝導・伝達については，第7章「II 神経の生理の基礎」，p.78を参照のこと．

> **有髄神経**
> 有髄神経の軸索はすべてが髄鞘でおおわれているわけではなく，一定の間隔でランヴィエの絞輪とよばれる髄鞘のない切れ目がある．

3）筋活動

筋肉は刺激を受けて収縮し，からだや内臓の運動を起こす．筋組織は，**横紋筋**である**骨格筋**と**心筋**，および**平滑筋**の3つに大きく分けられる．

（1）骨格筋の構造

骨格筋は神経の刺激を受けて収縮し，からだを動かす．表面は筋膜でおおわれ，内部には多数の筋線維の束である筋束がある（図1-5）．**筋線維**は直径10〜100 μm，長さ数〜数十 cmの細長い円柱状で，両端は腱につながる．筋線維の内部には直径1〜2 μmの細長い収縮性のある線維が長軸に沿って多く

> **筋肉**
> 骨格筋は意思で動かすことのできる随意筋で，横紋筋である．平滑筋は胃，腸，膀胱，血管，子宮などの臓器の壁を形成する筋組織で，自律神経の支配を受ける不随意筋である．

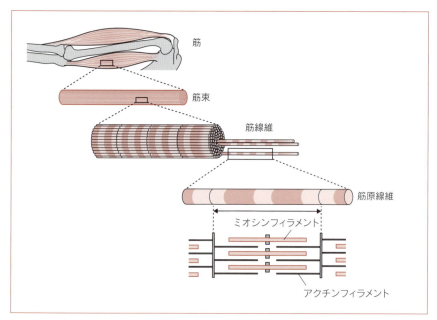

図 1-5　骨格筋の構造

並び，この細い線維を**筋原線維**という．筋原線維が収縮することによって筋肉が収縮する．

筋原線維には太い線維の**ミオシンフィラメント**と細い**アクチンフィラメント**があり，長軸にそって規則正しく配置されている．両線維は部分的に重なり，これを顕微鏡で観察すると明暗の縞模様にみえるので横紋筋とよばれる．

(2) 筋肉の収縮

筋線維にある**筋小胞体**内部には Ca^{2+}（カルシウムイオン）が多量に貯蔵されており，神経の刺激を受けて活動電位が伝わると Ca^{2+} が細胞質に放出される．放出された Ca^{2+} はアクチンフィラメントにある**トロポニン**と結合し，アクチンが活性化されてミオシンの側枝と結合する．するとミオシン側枝はオールでボートをこぐようにしてアクチンを引き寄せ，筋肉が収縮する．

筋肉が収縮したあと，Ca^{2+} は再び筋小胞体に取り込まれ，細胞質内の Ca^{2+} 濃度は低下して元の状態に戻り，筋肉が弛緩する．

Ⅳ　内部環境のコントロール（生体の恒常性：ホメオスタシス）

ほとんどの細胞は細胞外液に浸っている．このため，細胞は細胞外液の影響を受けやすく，からだの外にある環境を外部環境とよぶのに対して，細胞にとっての生活環境である細胞外液の状態を**内部環境**という．

細胞の正常な機能は，浸透圧，pH，電解質組成，ガス組成，温度などの内部環境が最適な状態でスムーズに営まれる．外部環境は，気候などの影響を受

> **筋原線維**
> 筋原線維の周囲には，ミトコンドリア，滑面小胞体（筋小胞体），多量のグリコーゲンなどが含まれており，筋収縮に必要なエネルギーは ATP によって与えられる．

> **筋小胞体**
> 筋線維中に発達する滑面小胞体である．

> **内部環境**
> 生体の内部環境は，神経系と内分泌系によって適切な条件に保たれている．これにより，個々の細胞や器官の働きが相互に協調され，統御されている．内部環境が著しく乱れると，生体は健康な状態を保つことができなくなり，病気になってしまう．

けてしばしば変化するが，生体はそのような変化にもかかわらず内部環境を一定の状態に保とうとする．生命現象にとっては，内部環境の恒常性を維持することがきわめて重要だからである．

からだの内外の環境で起きる変化に対して，からだはすばやく反応し，できるだけ一定の状態に保とうとする．この現象を**生体の恒常性〔ホメオスタシス（ホメオスターシス）〕**という．ホメオスタシスとは，変動してもよいが，ある一定不変の状態にとどまっていることを意味する．つまり，私たちのからだは内外の環境からの刺激を常に受け，動的で，変動しつつも恒常状態が保たれている．

> **ホメオスタシス**
> ホメオ（homeo）とはもともと「似ている」状態を，スタシス（stasis）とは「とどまっている」状態をさす言葉である．

第2章 心・血管系

I 循環の基礎

　心臓から拍出された血液は動脈から毛細血管に流れ，静脈を経て心臓に戻る．大動脈は高い血圧で血液を流すため，血管壁が厚く，血流速度も速い．毛細血管は液体成分，栄養素，ホルモン，電解質を間質に供給する．この間質から静脈に血液成分が戻る．

　循環経路は，左心室からの体循環（大循環）と右心室からの肺循環（小循環）に大別される（図2-1）．体循環の血液は各臓器によって分布量が異なり，おおよそ脳15%，心臓5%，肝臓・消化器25%，腎臓20%，骨格筋20%，その他15%である．

　心臓への血流は3本の冠動脈（左前下行枝，左回旋枝，右冠動脈）を介して行われる．血流量は脳に比べて少ないが，酸素消費量は250 mL/minと多い．左前下行枝と左回旋枝は心拡張期に血流が流れるのに対し，右冠動脈は収縮期，拡張期とも血流が流れ，刺激伝導系，右心室，中隔，左室後壁まで還流している例が多い．

　消化管，膵臓，脾臓を循環した血液は栄養素を多量に含むため，門脈を通って肝臓に運ばれる．これらの臓器を流れる血液は脳，冠動脈と異なり，自律神経による調節が大きく，食後には血管が拡張し血流量が増大する．

静脈壁
血管床としての断面積は動脈に比べて静脈の方がはるかに大きいため，静脈の圧は低く，壁は薄い．

脳血流
脳の酸素消費量は約50 mL/minである．脳血流量は全身血圧による変化が少なく一定の血流が保たれるが，二酸化炭素濃度が上昇すると血管が拡張し，血流が増加する．

心筋梗塞
心筋梗塞は左前下行枝，左回旋枝に起こりやすい．右冠動脈に生じた場合は伝導障害を生じることもあり，臨床上注意が必要である．このような違いは冠動脈の解剖学的分布に起因する．

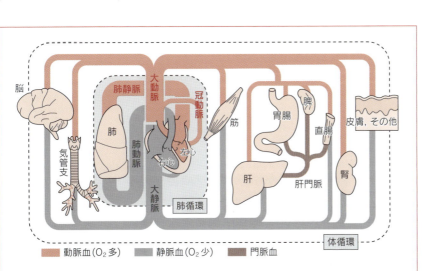

図2-1　体循環と肺循環の模式図

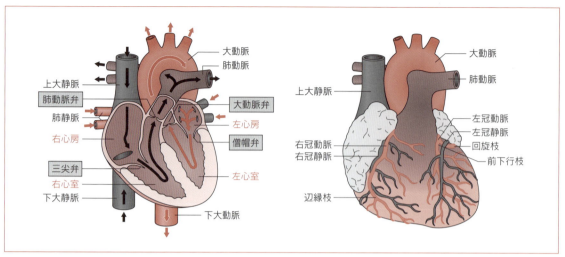

図 2-2 心臓の解剖
➡：静脈血，➡：動脈血．

Ⅱ 心臓の解剖と刺激伝導系

1 心臓の解剖

図 2-2 に示すように，心臓は左右の心房，心室の 4 つの部屋から成り立ち，血液は右心房→右心室→肺→左心房→左心室→大動脈と流れる．それぞれの部位での血液の逆流を防ぐために，三尖弁，肺動脈弁，僧帽弁，大動脈弁がある．また，心筋に酸素を供給するために大動脈起始部より左右冠動脈が分枝し，さらに左冠動脈は前下行枝，回旋枝の 2 つに分岐する．

2 刺激伝導系

心臓をリズミカルに動かすために，図 2-3 のように刺激伝導系が発達している．洞房結節が心拍のペースメーカーであり，洞房結節で発生した電気的興奮は心房内を伝わり，房室結節に伝わる．次いで，ヒス束を経て心室中隔内で右脚と左脚に分かれて心筋内にプルキンエ線維を経由して入り，左右心室全体を興奮させる．

Ⅲ 心筋の生理，調律的興奮

心筋は 1 分間に約 60 回の収縮を行うため，大量のエネルギー（ATP）を必要とする．そのためミトコンドリアを多く含む．このエネルギーを用いて筋小胞体と横行小管系（transverse system, T-system）が協調し収縮する．収縮には細胞内にカルシウムが流入することが必要であり，そのために**活動電位**が必要で，膜電位をリズミカルに変える必要がある．

心筋細胞は各細胞が分岐して介在板を介して相互に網状につながっている．

> **横行小管系**
> 筋小胞体同士の間に位置し，筋線維の長軸に直角に存在する管．筋細胞の活動電位を細胞内に伝達して Ca^{2+} を放出させ，筋原線維を一斉に収縮させる．

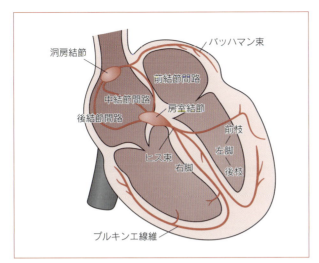

図 2-3 刺激伝導系

この部分の電気抵抗はきわめて低く，活動電位が伝導しやすい．このため心臓のペースメーカーである洞房結節で発生した活動電位は，短時間のうちに心臓全体に伝わる．一方，心房と心室の間には線維性の細胞があり，活動電位の伝播を止めている．活動電位から心臓のすべての心筋細胞でほぼ同時に Ca^{2+} トランジェントが起こる．

心臓が正しく拍動するためには，この**興奮-収縮連関**，すなわち"活動電位→Ca^{2+} トランジェント→収縮"が正しく作動する必要がある．この流れのどこかに異常が生じると心臓の拍動が不規則になり，不整脈となる．

1 活動電位と心臓内刺激伝導

心筋や神経細胞のような興奮性の細胞では，脱分極により細胞が興奮する際に細胞の膜電位が一時的にマイナスからプラスになる活動電位が発生する．膜電位が脱分極し 0 mV に近づき，細胞固有の閾値に達すると活動電位が生じる．神経細胞と異なり，心筋細胞（プルキンエ線維）は活動電位 0 mV 付近での再分極の速度が遅く，プラトー相を形成する（図 2-4）．

脱分極，再分極のイオンの動きは神経細胞と心筋細胞で同じで，まず細胞内に Na^+ の早い流入がある．一方，心筋特有の長いプラトー相を形成する要因は Ca^{2+} と K^+ である．細胞内 Ca^{2+} がゆっくりと上昇するとともに K^+ に対する透過性が減少し，プラトー相が形成される．

このゆっくりと Ca^{2+} を流入させるチャネルは膜電位に依存して活性化されるので，電位依存性 Ca^{2+} チャネルともよばれている．**Ca^{2+} チャネル**は多くの種類があり，このゆっくりとしたチャネルは L 型 Ca^{2+} チャネルとよび，心筋や血管平滑筋に存在する．

右心房の上大静脈開口部付近に特殊心筋細胞からなる洞房結節がある．洞房結節の細胞は他からの刺激なしに自動的に活動電位を規則正しく発生させ，心

> **Ca^{2+} トランジェント**
> 心筋細胞収縮時の細胞質内 Ca^{2+} 濃度の上昇と低下の動きを Ca^{2+} トランジェントとよぶ．多くの生体内活性物質や薬物が Ca^{2+} トランジェントに影響して，筋収縮に影響を与える．

> **心筋活動電位**
> 心筋活動電位はプラトー相を有することが特徴で，心筋収縮の不応期が長くなり，かつ活動電位を長く持続させることで，Ca^{2+} 流入を助け，心筋の強力な収縮を引き起こす．

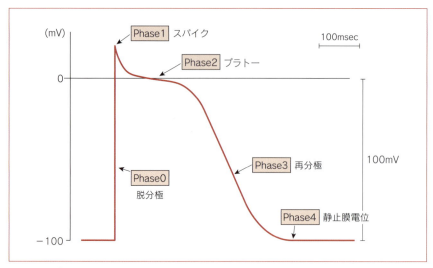

図 2-4　プルキンエ線維の活動電位

臓の拍動のペースメーカーとなる．

　洞房結節の活動電位は介在板を介して周辺の心房細胞の活動電位を誘発する．すなわち，洞房結節における自発的活動電位発生の頻度が，心臓収縮の頻度（心拍数）を決める．交感神経が興奮してノルアドレナリンが$β_1$受容体を介して洞房結節を刺激すると，Na^+とCa^{2+}の透過性が亢進し，自発的活動電位発生頻度を高める．さらに，プルキンエ線維の伝導速度が増加し，心拍数が増える．一方，副交感神経が興奮しアセチルコリンが放出されると，K^+透過性が増大し，膜電位が過分極するために，自発的活動電位発生頻度が減少し，また，プルキンエ線維の伝導速度が遅くなり，心拍数が低下する．

　心房の心室寄りには房室結節（田原の結節）がある．房室結節は隣接する心筋細胞の活動電位を受けてもすぐには活動電位を発生せず，はじめにゆっくりとした脱分極が生じ，ある閾値に達して初めて活動電位が発生する．活動電位は伝導速度の遅いヒス束を経て心室に伝わる．この遅れのために心房と心室の収縮に時間差ができ，十分な血液を循環させる．

　心室では刺激伝導系は左右に分かれてプルキンエ線維となり，これを右脚，左脚とよぶ．ここでの遅延は心電図上右脚ブロック，左脚ブロックとして診断することができる．

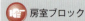　房室ブロック

洞房結節での活動電位の発生が遅れすぎる，あるいは途絶える場合は房室ブロックとなり，心電図上ではP波とQ波の間隔異常から診断される．

2　興奮-収縮連関（E-C coupling）

　前述の活動電位が引き金となって筋収縮に至る過程を興奮-収縮連関とよび，細胞外から細胞膜を通って流入するCa^{2+}が重要である．

　筋細胞のような興奮性細胞に活動電位が発生すると細胞膜のCa^{2+}チャネルが開口し，Ca^{2+}が細胞内に流入する．流入したCa^{2+}は引き続き筋小胞体内に貯蔵されているCa^{2+}を細胞質に放出させる．細胞内のCa^{2+}は収縮蛋白（アクチン，ミオシン）に結合して収縮を引き起こす．その後，Ca^{2+}は再利用され

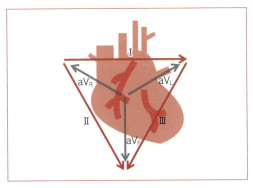

図 2-5　アイントーベンの三角形，四肢誘導のベクトル

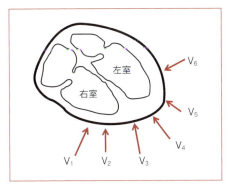

図 2-6　胸部誘導と心室の関係

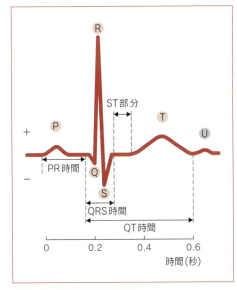

図 2-7　心電図の基本波形

るように再び筋小胞体に取り込まれるか，細胞膜上の Na^+-Ca^{2+} 交換機構により細胞外へとくみ出される．

3　心電図

　心電図は，心筋の電位の変化を 2 点間の電極の電位差として体表から知ることができる．3 次元構造をしている心臓の電気シグナルを知るために四肢に電極をつけるだけではなく，胸部にも電極をつけて観察する．一般に用いられている 12 誘導では，標準肢誘導（I，II，III），単極肢誘導（aV_R，aV_L，aV_F）と単極胸部誘導（$V_{1\sim6}$）を記録する．それぞれの誘導は図 2-5，-6 のような方向から心臓の電気シグナルをみていることになる．

　心電図の基本波形は図 2-7 のようになる．P 波は心房内を活動電位が伝播して生ずる波で，QRS 波は心室筋に活動電位が発生することにより生ずる波

> **心電図検査**
> P 波，QRS 波，T 波の形状，幅だけでなく，QT 時間，PR 時間をみることで活動電位の伝導障害の診断や，ST 部分の高さや Q 波，R 波，S 波の高さで心筋虚血や心肥大を診断できる．

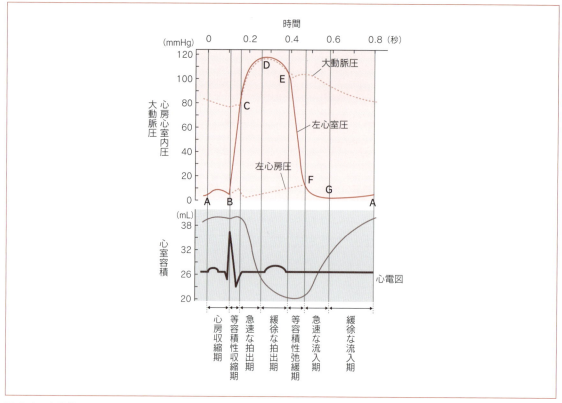

図 2-8 心周期と心房,心室内圧,大動脈圧,心室容積,心電図の関係

A－B（心房収縮期）：僧帽弁を開いて血液は心房から心室に流れている．心房内圧と心室内圧はほぼ等しいが，心房の収縮のために心房内圧のほうがわずかに高い．
B点：B点で心室の収縮が始まると心室内圧が上昇して，心房内圧を超えると僧帽弁が閉じる．
B－C（等容積性収縮期）：大動脈弁も閉じているので血液はどこへも流れ出ない．そのためBからCにかけて心室内圧のみが高まり，心室の容積は変わらない．
C点：C点で心室内圧が大動脈圧よりも高くなり，大動脈弁が開く．
C－D（急速な拍出期）：CからDでは大動脈弁は開放される．心室の収縮は続いているので心室内圧と大動脈圧はほぼ等しく，血液は大動脈へ流れ出し，心室の容積は急激に減少する．
D点：心室の弛緩が始まる．
D－E（緩徐な拍出期）：心室内圧は大動脈圧よりもまだ高く僧帽弁は閉じたままなので，血液はゆっくりと大動脈に送り出される．
E点：E点で心室内圧が大動脈圧以下となり，大動脈弁が閉じる．
E－F（等容積性弛緩期）：僧帽弁と大動脈弁の両弁が閉じているので心室の容積は変わらず，心室の弛緩により心室が拡張し，心室内圧のみが急速に低下する．
B－Fの心房：心室が収縮・弛緩を行っているB－Fの間，左心房には肺循環から血液が戻り，心房内圧は徐々に上昇する．
F点：F点で左心室内圧が左心房内圧以下となると僧帽弁が開く．
F－G（急速な流入期）：血液は急速に左心房から左心室へと流入し，左心室の容積は急激に増加する．
G－A（緩徐な流入期）：心収縮の一周期が終わる．次の心房収縮につながるが，大部分の血液はF－Aの期間に心室の拡張により心房から心室に流れ込む．心室に残った血液を最後に押し出すための心房収縮である．

である．**T波**は心室の活動電位が消退することにより生ずる．**U波**は成因その他が不明の波である．

IV 心周期

心臓は Ca^{2+} によって筋肉の収縮，弛緩を繰り返す．これを心周期とよぶ．

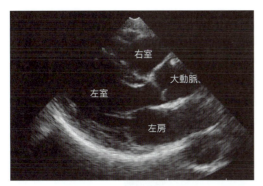

写真 2-1　胸骨左縁左心室長軸像

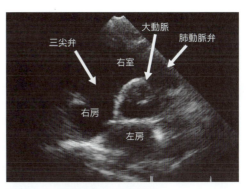

写真 2-2　胸骨左縁左心室短軸像

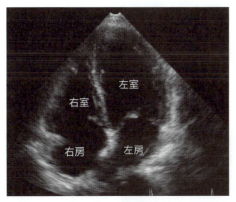

写真 2-3　心尖アプローチ四腔像

収縮により心房，心室，大動脈の圧は上昇し，弛緩により低下する（図2-8）．上の曲線は左心房および左心室の内圧と大動脈圧を，下の曲線は心室の容積を示す．

1　心臓超音波検査

7.5 MHz 程度の超音波を体表から体内に入れ，その反射波を感知し心臓の動きや，ドプラ法を用いることで血流を観察することができる（**写真 2-1〜-5**）．

Ⅴ 心拍出量，心拍数の調節

心拍出量は，1回の心臓の収縮で拍出される血液量（**1回拍出量**，stroke volume；SV）や1分間に拍出される分時拍出量で表現される．また，分時拍出量を体表面積で補正したものを**心拍出係数**（cardiac index；CI）とよぶ．正常値は約 3.2 L/min/m² である．

心拍出量は，心筋収縮力と循環血液量および末梢血管抵抗によって調節される．これらは急性の変化時と慢性期では反応が異なり，慢性期ではお互いに代

心拍出量

心拍出量＝酸素摂取量／（動脈血酸素含量－混合静脈血酸素含量）と計算されることが Fick により示されている．酸素の代わりにエバンスブルーのような色素を用いて測定したり，心エコーで左室収縮期，拡張期径を測定して概算できる．これらにより算出された SV は安静時で 60〜70mL である．

心拍出係数（CI）

CI は1回拍出量（SV）が一定であれば心拍数によって規定されるが，心拍数が100/min を超えると拡張期が短縮するため心収縮力が低下し，SV が減少するため CI は必ずしも増加しない．

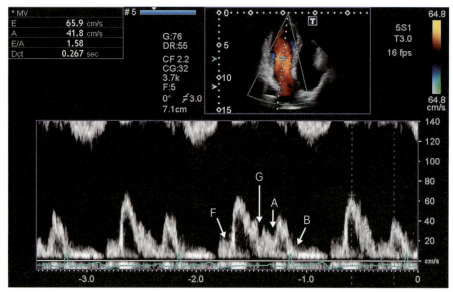

写真 2-4　左心室流入血流（連続波ドプラ法）
F,G,A,B は図 2-8 の心周期図と同じタイミングを示す．

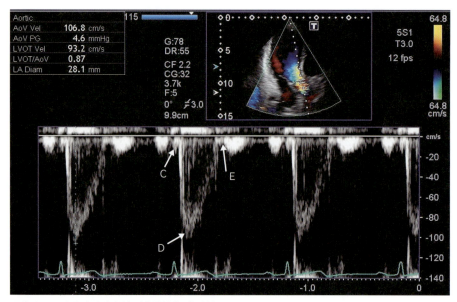

写真 2-5　左心室流出血流（連続波ドプラ法）
C,D,E は図 2-8 の心周期図と同じタイミングを示す．

償し，1回拍出量，心拍出係数は一定になるように調節される．

　心筋の収縮エネルギー（仕事）は心筋線維の初期長に比例するため，心筋は弛緩期に伸展していればいるほど強い収縮力を発生する（フランクスターリングの心臓の法則）．徐脈になると心臓拡張期が延び，心室がより伸展する．一方，体液量が増え静脈還流量が増加すると，心室に充満する血液量が増加し心室がより伸展する．このため心筋の収縮力は増加し，1回拍出量が増加する．

交感神経系は刺激伝導系のみならず心筋にも広く分布する．交感神経系の緊張は心収縮力を高め，心拍数を増加させることから，1回拍出量，心拍出係数とも増大する．これに対し，副交感神経は刺激伝導系と心房に主として分布しており，副交感神経の亢進は心拍数を抑制し，心房筋の収縮を抑制するため1回拍出量，心拍出係数とも減少する．

細胞外 K^+ の増加は膜電位を低下させ，活動電位を抑制して心筋の収縮を弱め，さらに伝導速度を遅延させるため1回拍出量，心拍出係数が低下する．一方，細胞外 Ca^{2+} の増加は K^+ と反対の効果を示す．

発熱のような体温上昇時には，イオン透過性を増加させて心筋収縮力を高め，心拍数を増加させる．ビタミン B_1 欠乏では細胞の栄養利用能が低下し，その補充のために末梢血管が拡張するため静脈還流量が増大し1回拍出量，心拍出係数が増加する．出血などで体液量が減ると1回拍出量は低下するが，心拍数を増加させて代償し，心拍出係数が一定に保たれる．

> **心停止**
> 血中 K^+ が正常のわずか2〜3倍の8〜12 mEq/Lに増加するだけで左記のような効果が現れ，心停止となる．

VI 循環系の生理的調節

循環系は各臓器において，①酸素の供給，②栄養物の取り込み，③二酸化炭素の除去，④酸の除去，⑤組織イオン環境の維持，⑥各種ホルモン・生理活性物質の運搬など，きわめて重要な役割を担っており，その恒常性の維持は厳格になされている．

循環系の血管の調節は急性調節と慢性調節に分けられる．急性調節は血管の拡張，収縮により，慢性調節は血管のサイズや分布を変えることで行われる．

1 急性調節

高地で大気中酸素濃度が低下したり，一酸化炭素中毒や肺疾患などで動脈血液中の酸素濃度が下がると，各臓器に十分な酸素を供給するために急性調節が行われる．その際の血管拡張物質としてはアデノシン，ヒスタミン，K^+，酸などがある．なかでもアデノシンは冠動脈血流の調節に重要な役割を果たす．心筋が虚血に陥ると ATP の分解が進み，心筋からアデノシンが分泌され冠動脈を拡張させる．また，低酸素は血管の収縮力を低下させるため，動脈の収縮が低下し，血流が増える．同様に糖，ビタミン B_1 などの栄養素が不足しても血管収縮力が低下し，局所血流が増加する．

一方，急激な循環動態の変化，たとえば急な血圧の上昇などに対して，腎臓，脳は血流が一定になるような自動調節能を有している．その主たるメカニズムとして，急激な酸素と栄養素の増加に対して血管が収縮し，血圧負荷がかからないようにすることと，血流のずり応力に対して血管が拡張する反応がある．

> **循環系の部位別作用**
> 部位によって循環系は特異的な作用を担う．たとえば，皮膚では体温の調節，腎臓では老廃物の排泄にかかわる．

> **腎臓での血流調節**
> 腎臓では，tubuloglomerular feedback とよばれる．尿細管腔の Cl^-（クロールイオン）濃度の変化に対して緻密斑が反応し，糸球体輸入細動脈を収縮させて糸球体内圧と糸球体濾過量を一定に保つ自動調節能がある．

> **脳での血流調節**
> 脳では酸素に加えて二酸化炭素，pH が重要な役割を果たす．二酸化炭素と酸が増加すると血管が拡張し，すみやかにこれらを除去する．

> **ずり応力**
> 物体（細胞）表面の平行方向にすべらせるように作用する力のこと．

2 内皮由来血管作動物質

血管内皮細胞からは一酸化窒素（NO）など多くの血管作動物質が分泌され，血管の収縮弛緩を調節している．NOはL-アルギニンと酸素からNO産生酵素（NOS）によって産生され，細胞内cGMPを上昇させて血管平滑筋を弛緩させる．NOSの生産および活性はずり応力，アンギオテンシンⅡなどによって複雑に調節される．このほかにもプロスタグランジンⅠのような脂溶性ホルモン，アドレノメデュリンなどのペプチド性の血管拡張ホルモンがある．

一方，血管収縮物質として，血管内皮細胞に由来するエンドセリンが知られている．エンドセリン拮抗薬は肺高血圧症などで用いられている．

NOS：NO synthase

血管拡張薬
狭心症ではNOを増やす薬物としてニトログリセリンが古くから使われており，cGMPの分解を抑制する薬剤は静脈血管拡張を促すため，勃起不全の治療に使われている．

3 慢性調節

前述のような数秒で起こる循環動態の変化が数時間から数日以上にわたり続くと慢性調節が働き，組織血流はほぼ一定になり，変化前のレベルに戻る．そのメカニズムの一つとして血管床の変化がある．たとえば，組織代謝が増えて酸素必要量が増えると，血管新生が起こり血管床は増加する．その逆の現象が未熟児網膜症である．

このような血管の数の変化のほかに，血管の形状が変化する**リモデリング**（remodeling）も重要な役割を果たす．細動脈では高血圧にさらされると血管壁が肥厚し，血管内腔が狭くなる．大血管では血管収縮は起こさず，血管壁が厚くなり，内腔も広くなる（図2-9）．

血管床
毛細血管などの微小血管とその周囲にある組織によって構成される領域である．生理的には血液と組織細胞との間の物質交換の場となるばかりでなく，全身の血管抵抗の決定因子としての役割もある．

未熟児網膜症
未熟児を高酸素状態におくと網膜の血管発達が阻害され，未熟児網膜症になる．

4 ホルモンその他による循環調節

「2 内皮由来血管作動物質」で述べた血管作動物質に加え，全身に作用す

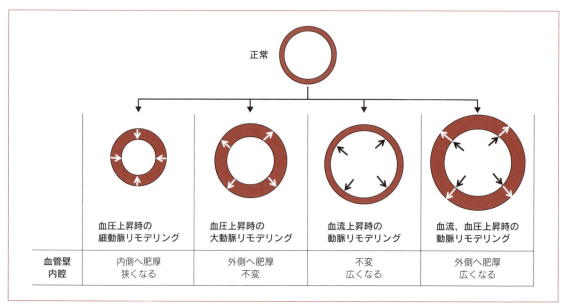

図2-9　血管のリモデリング

るホルモンとして，ノルアドレナリンやアンギオテンシンIIも血管を収縮させる．一方，ブラジキニン，ヒスタミンには血管拡張作用がある．

イオンも血管収縮に重要で，Ca^{2+}は血管平滑筋を収縮させ，K^+は反対に拡張させる．Mg^{2+}（マグネシウムイオン）はCa^{2+}の細胞内流入に拮抗し，血管拡張作用を有する．pHは二峰性の作用をもち，軽度の酸性では血管は収縮し，さらに酸性に傾くと血管は拡張する．

VII 血圧の調節

血管を流れる血流はオームの法則，すなわち電流と同様に血圧（電圧）と血管抵抗（電気抵抗）の比によって規定され，血圧＝血流×血管抵抗となる．

1 心周期と血圧

もし血管が弾力性のない筒であるとすると，心収縮期にのみ血流が生じ，拡張期には血流が止まる．しかし，血管には弾力性があるため血流は途絶えることがなく，収縮期血圧が120 mmHg，拡張期血圧が80 mmHg程度に維持される．加齢や動脈硬化などで血管の弾力性が低下すると収縮期血圧が高くなる．一方，大動脈弁閉鎖不全があり血液の逆流が生じる場合には，収縮期血圧が上昇し，拡張期血圧が低下して脈圧較差が著しく増大する（図2-10）．

現在行われている聴診法による血圧測定は，1905年にロシアのコロトコフ博士の報告に基づき，コロトコフ音を聴取することで測定している．すなわち，カフで血管を途絶させた後カフ圧を徐々に低下させ，血流が再開し音が聞こえ始めるとき（第I音）の圧を収縮期圧とし，血管が完全に開いて乱流がなくなり音が聞こえなくなるとき（第V音）の圧を拡張期圧とする（図2-11）．

血圧調節の異常により高血圧症や低血圧症，あるいは起立性低血圧を生じる．心機能と同様，血圧にも急性の調節と慢性の調節があると考えられてお

> **血圧の単位**
> 血圧の単位には長年の慣習からmmHgが用いられる．今後水銀を用いた血圧計が使われなくなってもmmHgの単位は使用される予定である．

> **大動脈弁閉鎖不全（aortic regurgitation）**
> 心臓から体循環へ血液を流す出口である大動脈弁の閉まりが悪くなり，心臓から大動脈に拍出した血液が再び心臓内に逆流する状態．第2肋間胸骨右縁で心雑音を聴取する．大動脈と心室の間に大きな圧較差のある拡張期に，比較的小さな大動脈弁間隙を通って逆流する血流により心雑音が生じるため，雑音の音質は高調で，吹鳴性あるいは灌水様と表現される．また，この逆流血流を大動脈弁の血流超音波検査で確認し計測することで，圧較差も計算できる．臨床上は呼吸困難などの心不全症状が認められる．

> **大動脈縮窄**
> 大動脈縮窄は通常，胸部大動脈近位部のうち左鎖骨下動脈を少し越えた動脈管開口部より手前の位置で発生する．縮窄部より近位での動脈循環における圧負荷による高血圧と，縮窄部より遠位での血流低下による低血圧が認められる．そのため多くの場合，上肢の血圧は高く，下肢の血圧は低くなる．

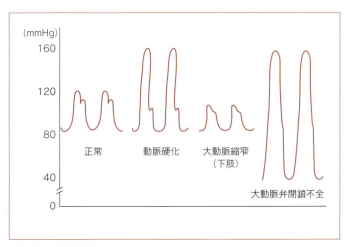

図2-10　脈圧波形

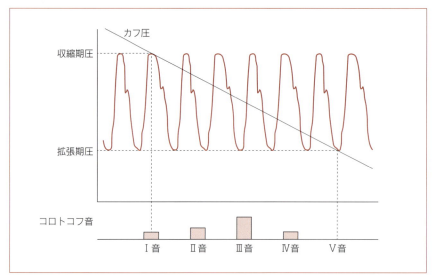

図2-11 血圧測定とコロトコフ音

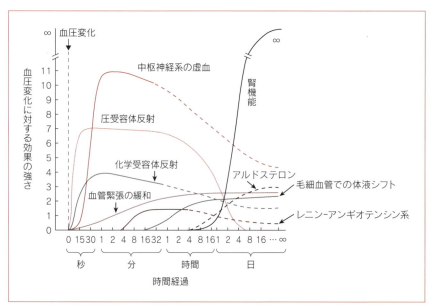

図2-12 血圧調節にかかわる因子の強度と時間経過
(Guyton, A.C. et al. : *Hypertension*, 1029, 1990.)

り，それぞれを制御している要素は図2-12のようになる．

2 血圧の急性調節

　血圧は自律神経によって調節される．交感神経系の緊張は細動脈のレベルまでの動脈を収縮させ，また静脈も収縮させて静脈還流量が増加し，心拍出量が増大する．直接心筋にも作用し心筋収縮力を高め，心拍数を増加させ，血圧を

上昇させる．一方，副交感神経は血管への作用は小さく，心拍数を減少させる効果が大きい．これらの自律神経による血圧調節を担うのは中枢神経の橋，延髄であり，ここから血管，心臓への交感神経シグナルが発せられる．さらに橋，延髄の上位中枢として視床下部，大脳皮質からの刺激がある．これらは交感神経を興奮させるだけではなく，副交感神経を興奮させることもある．

また，血圧を感知する頸動脈と大動脈にある**圧受容器**は血圧の変動を感知し，中枢にシグナルを送り自律神経を調節して血圧を一定に保つように作用する．また，心房や肺動脈には低圧を感知する圧受容器があり，腎臓とも連関して血圧を一定に保つ役割を果たす．

一方，酸素濃度，二酸化炭素濃度，pHを感知する**化学受容器**も中枢にシグナルを送り，血圧を一定に保つように働いている．

このような末梢の受容器に加え，橋，延髄が低酸素，高二酸化炭素を感知すると著明な高血圧となり，中枢への血流を増加させる反射が生じる．

> **精神的刺激による失神発作**
> 強い精神的刺激を受けたときに失神発作を起こすのは，大脳皮質から視床下部へシグナルが伝わり，副交感神経が興奮して心拍数が低下し，さらに交感神経から副腎髄質にシグナルが伝わり，アドレナリンが放出され血管拡張を起こし，一過性の低血圧になるからである．

> **頸動脈と大動脈にある圧受容器の機能**
> この機能が障害されると起立性低血圧を起こし，臥位から起き上がったときの立ちくらみや意識消失発作の原因となる．

3 血圧の慢性調節

交感神経は主として血管抵抗を制御し急性の血圧調節にかかわるのに対し，腎臓は体液量をコントロールし慢性の血圧調節に重要な役割を果たす．

体液量が増加すると血圧が上昇するが，腎糸球体内圧も上昇して腎臓からのNa^+，水分の排泄が進み，体液量を元に戻し，血圧を低下させる．これを**圧利尿**とよぶ．この際，水分は腎臓からすみやかに排泄されるのに対し，Na^+排泄は緩徐であるため**圧利尿曲線**は**図2-13**のようにNa^+摂取量と排泄量で描く．図の黒線で示すように食塩摂取量が増加すると血圧を上昇させ，Na^+を排泄させて血圧を低下させる．一方，腎機能が低下して圧利尿効果が弱まった赤線のような状況では，同じ塩分摂取量でも正常の黒線に比べて高い血圧がないと

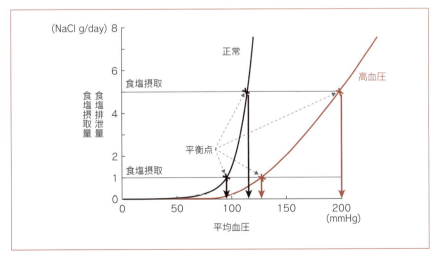

図2-13 圧利尿曲線
慢性的な食塩摂取下では，食塩摂取量は尿中食塩排泄量にほぼ等しくなることが知られている．

Na^+ を排泄できず，体液が貯留してしまう．つまり，この圧利尿曲線の傾きが低下する，あるいは右にシフトすると高血圧になると考えられる．

体液の貯留をきっかけに始まった血圧上昇は圧利尿で体液量が徐々に低下しても，血管抵抗が高く維持されると血圧は下がらず，高血圧症となる．

4　体液調節因子

循環血液量は腎臓での Na^+ 排泄により調整される部分が大きい．Na^+ 排泄を調節する因子として，カテコールアミン，レニン-アンギオテンシン-アルドステロン系などのホルモンがある．それぞれ作用する Na^+ チャネルが異なり，カテコールアミンは遠位尿細管の Na^+-Cl^- 共輸送体を活性化し，アンギオテンシンは近位尿細管の Na^+-H^+ 交換輸送体と Na^+-HCO_3^- 共輸送体，ならびに各尿細管の Na^+-K^+ ATPase を活性化させる．アルドステロンは遠位尿細管，集合管の上皮 Na^+ チャネル（ENaC）を活性化させて Na^+ 再吸収を亢進し，Na^+ 排泄量を減少させる．

> ENaC : epithelial Na channel

これに対し，バソプレッシンは遠位尿細管，集合管で水の透過性を高め，水を再吸収することで循環血液量を調節する．

1）レニン-アンギオテンシン系による調節（第5章腎臓と体液を参照）

レニン-アンギオテンシン系とは，アンギオテンシノゲンを基質とし，レニン，アンギオテンシン変換酵素の2つの酵素により強力な血管収縮物質であるアンギオテンシンⅡを産生する一連の酵素反応系である．

レニンは不活性型のプロレニンが傍糸球体装置から血圧の低下を感知した際に放出され，アンギオテンシノゲンを分解してアンギオテンシンⅠを産生する．アンギオテンシンⅠはすみやかに変換酵素の作用を受けてアンギオテンシンⅡになる．

アンギオテンシンⅡの生理作用は，①血管収縮作用，②体液貯留作用であり，いずれも血圧を上昇させる．このうち血管収縮作用は急性の反応として重要である．たとえば大量出血時に腎血流量が減少すると，レニンが放出され，各所でアンギオテンシンⅡが産生されることで血管が収縮し，数十分で血圧を元のレベルに維持するように働く．一方，体液貯留作用は主として次の2つのメカニズムを介する．すなわち，前述の腎臓尿細管各所での Na^+ 再吸収亢進作用と，副腎に作用して後述のアルドステロン分泌を刺激し，Na^+ 再吸収を亢進させる作用による．

> **アンギオテンシン変換酵素**
> 変換酵素は腎臓のみならず血管内皮などにも広く分布し，アンギオテンシンⅡの局所作用を助ける．

> **降圧薬**
> レニン-アンギオテンシン系は血圧調節に重要な役割を果たすため，レニン阻害薬，変換酵素阻害薬，アンギオテンシン受容体拮抗薬は降圧薬として使われている．

2）アルドステロン（第10章内分泌系を参照）

アルドステロンは副腎皮質から分泌されるステロイドホルモンで，Na^+，K^+，H^+ の調節に重要な役割を果たす鉱質コルチコイドである．アンギオテンシンⅡに加え，K^+，副腎皮質刺激ホルモン（ACTH）はアルドステロン分泌を刺激する．なかでもアンギオテンシンⅡと K^+ はその作用がきわめて強く，恒

> **アルドステロン分泌刺激**
> アルドステロンは昇圧物質であり，血圧低下時にアンギオテンシンⅡの刺激により分泌され，アンギオテンシンⅡとともに血圧維持に働く．また，高カリウム血症時にはアルドステロンが増加して K^+ 排泄が増大し，K^+ 濃度を正常化させる．

常性の維持の点からも合目的的である．

アルドステロンの受容体は核内受容体の**鉱質コルチコイド受容体**である．アルドステロンは主として集合管の主細胞の受容体に結合し，上皮 Na^+ チャネル，Na^+-K^+ ATPase の転写を増加させてチャネルを活性化させ，Na^+ を再吸収し，K^+ を排泄する．同様の作用は汗腺や消化管でも認められる．Na^+ 再吸収時に水分も透過するため，血中 Na^+ 濃度はわずかしか上昇しない．

3）バソプレッシン（第 10 章内分泌系を参照）

バソプレッシンは，血液浸透圧と血圧の変化に反応して分泌され，浸透圧と血圧の調節に重要な役割を果たす．血圧調節においては，血圧低下あるいは循環血液量の低下のシグナルは圧受容器反射を介して孤束核に伝わり，さらに視床下部に刺激が伝わり，バソプレッシンの合成と分泌が亢進する．バソプレッシンは主として集合管で cAMP を産生させ，水チャネルのアクアポリンをリン酸化し活性化する．そして，水の透過性を高めて水の再吸収を促し，尿を濃縮し，体液量を増加させ血圧を維持，あるいは浸透圧を低下させる．

このようにアンギオテンシン，アルドステロン，バソプレッシンは Na^+ 総量，Na^+ 濃度，血液浸透圧，体液量の調節にお互いに密接にかかわっている．

VIII 微小血管系，リンパ管

微小血管系は細胞への栄養素の供給に重要な部位で，その断面積はおよそ 500～700 m^2 にもなる．微小血管系から栄養素が供給されるために細胞間には間隙があり，細胞壁にはカベオラとよばれるくぼみがある．

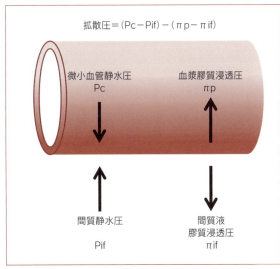

図 2-14　微小血管と間質との物質交換と圧

原発性アルドステロン症

副腎に腫瘍ができ，アルドステロンが過剰に産生される（原発性アルドステロン症）と，高血圧とともに低カリウム血症となる．そのため，神経筋接合部の興奮が抑制され筋力低下につながる．また，腎の集合管の間在細胞では K^+ を再吸収し，H^+ を排泄させ，低カリウム血症に拮抗するため，血液は代謝性アルカローシスにもかかわらず，尿は酸性になる．

血圧維持の例

Addison 病のような副腎不全でアルドステロンが欠乏すると，腎臓から Na^+ が大量に排泄され，血中 Na^+ 濃度が著明に低下する．尿中に Na^+ が排泄されることで循環血液量が減り，血圧が低下する．するとバソプレッシン分泌が刺激され，水の再吸収が増加して循環血液量は元に戻る方向に働く．この結果，Na^+ 濃度はさらに低下する．

浸透圧調節の例

ラーメンを食べ大量の Na^+ を摂取した際には，レニン-アンギオテンシン-アルドステロン系が抑制され，尿中に Na^+ を排泄する方向に働く．過剰な塩分摂取で一過性に上昇した血液浸透圧はバソプレッシン分泌を刺激し，水を再吸収し Na^+ 濃度を低下させ，浸透圧を正常に戻すように働く．これらの作用が相まって血中 Na^+ 濃度は一定に保たれる．

細胞内の間隙

臓器により微小血管系の間隙のサイズには差がある．脳では tight junction であり，ごく小さい物質しか透過しないのに対し，肝臓では間隙が大きく分子量の大きな物質も透過する．

血管から間質への物質の移動は主として拡散による．細胞間の間隙を介して拡散する物質はNa$^+$や糖のような親水性の物質で，酸素や二酸化炭素など疎水性の物質は細胞膜から直接に拡散する．

拡散はスターリングの仮説，すなわち微小血管-間質間の静水圧較差と微小血管内-間質間の膠質浸透圧較差によって規定される（図2-14）．正常状態では，微小血管から間質に物質が移動するように圧較差ができている．

間質静水圧を規定するのはリンパ管であり，リンパ管は間質にある余分な液体，蛋白質などを除去する役割を担う．リンパ管流を規定する因子は間質静水圧とリンパ管のポンプ作用である．リンパ管には逆流を防ぐ弁があり，リンパ管が液で満たされるとリンパ管壁の平滑筋が収縮し，ポンプとしてリンパ管流を形成する．このようなリンパ管自体の動きに加え，周囲の筋肉や隣接する動脈拍動などもリンパ管流の形成に関与する．

微小リンパ管は太いリンパ管とは異なり，周辺組織との結合が強いため，その結合力を利用してリンパ管流を形成する．また，微小リンパ管の内皮細胞には収縮力をもったアクトミオシンが存在し，リンパ管流の形成に寄与する．

リンパ管の輸送

消化管で吸収された脂溶性の栄養素がリンパ管で輸送される．分子量の大きな蛋白などもリンパ管を介して輸送される．

リンパ性浮腫

フィラリア感染症や乳がん手術でリンパ節切除術を行うと，リンパ管流が阻害される．するとリンパ管による間質の成分除去機能が低下するため，リンパ性浮腫を生じる．

第3章 呼吸器系

I 肺換気

　呼吸器系は，空気中から酸素（O_2）を体内に取り込み，体内で発生した二酸化炭素（CO_2）を体外に放出するための器官系である．呼吸器系は鼻腔，口腔，咽頭，喉頭からなる上気道と，気管，気管支，細気管支からなる下気道，ガス交換を行う肺胞，肺循環系，肺を収納し呼吸運動に寄与する胸郭系（横隔膜，肋骨，肋間筋，縦隔）から構成される（**図3-1**）．右肺は上葉，中葉，下葉の3葉，左肺は上葉と下葉の2葉から構成される．

1 上気道

　鼻腔には鼻甲介があり，吸入する空気を加温・加湿する働きがある．また，耳管，鼻涙管，4つの副鼻腔（上顎洞，蝶形骨洞，篩骨洞，前頭洞）の開口部がある．上鼻甲介の奥には嗅部があり，臭いを感知する．咽頭周囲には咽頭扁桃，口蓋扁桃，舌扁桃といったリンパ組織が**ワルダイエル咽頭輪**を形成し，外

> **ワルダイエル咽頭輪**
> 舌根にある左右の舌扁桃，口蓋舌弓と口蓋咽頭弓の間にある左右の口蓋扁桃，咽頭円蓋にある咽頭扁桃，耳管開口部の周囲にある左右の耳管扁桃は，口腔と鼻腔の裏門を取り囲むように配列し，ワルダイエル咽頭輪とよばれる．

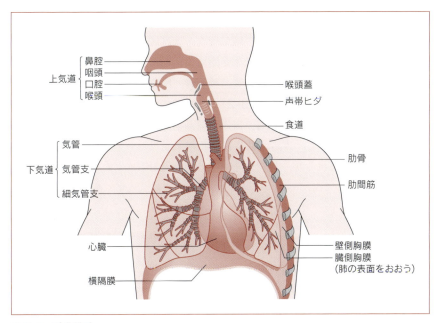

図3-1　呼吸器系
（牛木辰男，小林弘祐：カラー図解 人体の正常構造と機能 I 呼吸器（坂井建雄，河原克雅編）．第2版，日本医事新報社，2012より改変）

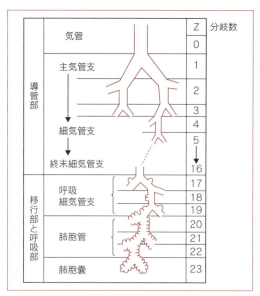

図 3-2　下気道の解剖（Weibel Model）

部からのウイルス，細菌の侵入に対して感染防御を担っている．喉頭から気管の移行部に声帯があり，喉頭の背側に食道の入口部が位置している．

2　下気道

　気管は10～20個のU字形の軟骨輪によって形状が保護されているが，背側，すなわち食道と接する面には軟骨輪がない．気管は第4～5胸椎の高さで左右の主気管支に分岐する．右主気管支は左主気管支より短く，気管より鋭角に，より垂直方向に分岐している．気管支はさらに葉気管支，区域気管支，亜区域気管支と枝分かれする．第16分岐の**終末細気管支**まではガス交換に預からない導管部とよばれ，**解剖学的死腔**ともよばれる．呼吸細気管支，肺胞管，肺胞嚢はガス交換にかかわり，移行部，呼吸部とよばれる（**図3-2**）．**呼吸細気管支**以降の壁には，梅の花のように肺胞が直接連結している．成人の解剖学的死腔は約150 mL，1回換気量は約500 mLなので，ガス交換に預かる換気量は約350 mLとなる．1回換気量は死腔も含まれるが，死腔を除いた分時換気量を**肺胞換気量**とよぶ．

1）気道抵抗の局在

　気管支は分岐とともに内腔は狭小化するが，各分岐における総断面積はラッパ状に広がり肺胞に至る．1本の気管支の抵抗は層流の場合，半径の4乗に比例して高くなるが，総断面積が広がるため気道各部の気道抵抗は低下し，最も抵抗が高い部分は区域気管支である．末梢気道は**サイレントゾーン**とよばれ，相当数の末梢気道病変がないかぎり，抵抗は上昇せず異常が発見されにくい．

主気管支
右主気管支は左主気管支より短く鋭角に分岐しているため，誤嚥したものが右主気管支に入りやすく，右下葉に誤嚥性肺炎を起こしやすい．

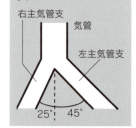

分時換気量と肺胞換気量
1回換気量500 mL，12回/分の換気と1回換気量300 mL，20回/分の換気を比較すると，分時換気量は6 L/分で同じだが，肺胞換気量は前者のほうが1.4倍多く，ガス交換に有利である．

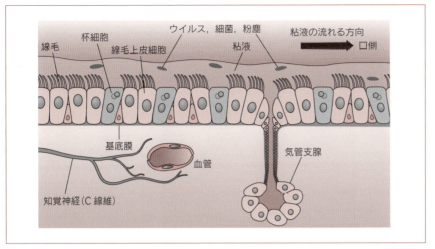

図 3-3 線毛運動と気道クリーニング
気管支腺および杯細胞から産生された粘液によって気道上皮はおおわれ、気道に侵入したウイルス、細菌、粉塵をとらえ、線毛運動によって口側に移動させ排出する．

2）気管・気管支の防御メカニズム（線毛運動）

　気管や気管支の上皮は主に**線毛上皮細胞**と**杯細胞**からなり、粘膜下には**気管支腺**がある（図 3-3）．気道上皮は気管支腺および杯細胞から産生された粘液の2層構造（ゾル層とゲル層）によっておおわれている．下層のゾル層は粘稠度が低く、上層のゲル層はムチンを豊富に含み、粘稠度が高く異物が付着しやすい．線毛上皮細胞の**線毛運動**によってゲル層にトラップされた異物を粘液とともに末梢から口側へ移動・排出し、感染防御に重要な役割を果たしている．

3）気管，気管支，細気管支の構造と機能

　細気管支以下の構造上の特徴は、軟骨と気管支腺を欠き、輪状に走行する平滑筋線維と豊富な弾性線維があることである．細気管支の上皮は単層円柱線毛上皮細胞と**クララ細胞**でできている．線毛上皮細胞は末梢にいくにつれて丈が低くなり、円柱上皮から立方上皮に移行する．クララ細胞は**サーファクタント**（p.31 参照）様の物質を産生・分泌し、細気管支内の内径の維持に役立っている．平滑筋は、気管や太い気管支では主に膜性壁のみにあるが、細気管支では全周をおおう．

3　呼吸運動

　呼吸にかかわる筋肉には、吸気筋と呼気筋がある．吸気筋で最も重要なのは**横隔膜**である．横隔膜はドーム状を呈しており、吸気時には収縮してドームの形状を保ちながら下方（腹腔側）に移動する．胸腔内は通常陰圧であるが、横隔膜の下方への移動に伴いより陰圧となって、肺は風船のように膨らむ（図 3-4）．呼気時には横隔膜が弛緩して上方に移動し呼気となる．

線毛運動
線毛運動は気道感染、乾燥した吸入気、高濃度酸素、二酸化炭素、喫煙、副交感神経作動薬で抑制される．

気管支平滑筋の収縮と弛緩
気管支平滑筋には交感神経の受容体であるβ_2受容体と副交感神経のムスカリン（M）受容体があり、β_2受容体が刺激されると弛緩し、M_3受容体が刺激されると収縮する．

横隔膜
横隔膜の支配神経（横隔神経）は第3～5（6）頸髄から出ており、肋間筋の支配神経は胸髄から出ている．頸椎損傷の場合の多くは、横隔神経は温存されるが横隔膜以外の呼吸筋は麻痺する．

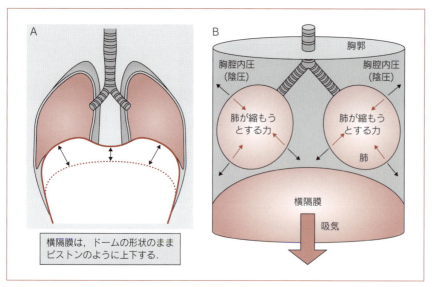

図 3-4 横隔膜による呼吸運動と換気
A：横隔膜はドームの形状を保ちながら，吸気時に収縮して下方に移動し，弛緩とともに上方に戻る．
B：吸気に伴い胸腔内圧はより陰圧となって肺は膨らむ．

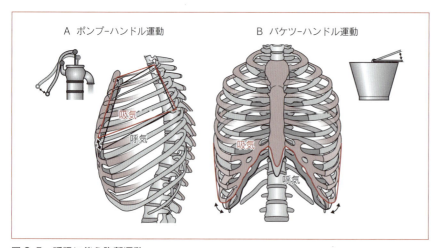

図 3-5 呼吸に伴う胸郭運動
A：井戸のポンプの取手を持ち上げるように胸郭を前上方に持ち上げる呼吸運動．B：バケツの取手を持ち上げるように肋骨を外方に開く運動．これらが協調して呼吸運動が行われる．

　安静時には横隔膜が主体となって呼吸している．大きく呼吸をするときには，吸気筋として**外肋間筋**，さらには**呼吸補助筋**である胸鎖乳突筋および斜角筋によって，胸郭を前後，左右，上方に拡張させる．呼気時には内肋間筋および腹筋群が働く．呼吸運動に伴う胸郭運動は，主に呼吸補助筋による胸骨を前上方に持ち上げる**ポンプ-ハンドル運動**と，バケツの取手が開くように肋骨が左右に広がる**バケツ-ハンドル運動**からなる（図 3-5）．

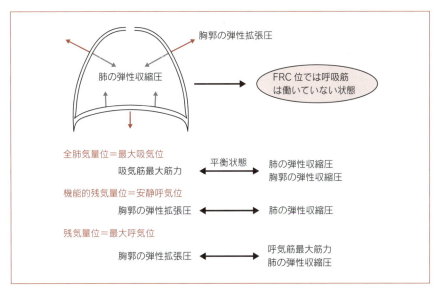

図 3-6　呼吸筋，肺および胸郭の弾性収縮圧と肺気量との関係
吸気筋と呼気筋，肺の弾性収縮圧，胸郭の収縮あるいは拡張圧のバランスによって肺気量が決まる．

4　肺気量位と呼吸筋

　安静呼吸時の呼気位にある肺気量を**機能的残気量**（FRC）とよぶ．呼吸筋は全く働いておらず，胸郭が拡張する弾性拡張圧と肺が縮む弾性収縮圧が等しく平衡状態になったときの肺気量である（**図 3-6**）．最大吸気時とは，肺および胸郭の弾性収縮圧に抗して吸気筋が最大に収縮したときで，このときの肺気量を**全肺気量**とよぶ．逆に最大呼気時とは，胸郭の弾性拡張圧に抗して呼気筋の最大筋力と肺の弾性収縮圧が加算された力で平衡状態となったときで，このときの肺気量を**残気量**とよぶ．

> **機能的残気量（FRC）**
> FRCは肺の弾性収縮圧を反映し，肺線維症のように肺が硬くなると減少し，肺気腫のように柔らかくなると増加する．

5　小葉と肺胞の構造と機能

1）肺の小葉

　肺を構成するのは，終末細気管支から肺胞までの最小単位である細葉で，この細葉が3～6個集まって大きさ2cm程度の**小葉**を形成する（**図 3-7**）．小葉は**小葉間隔壁**により隣接する小葉と隔てられている．肺動脈は細気管支に伴走して肺胞で毛細血管網をつくり，O_2を受け取り，肺静脈となって小葉間隔壁を通って左房に至る．

2）肺胞壁の構造とサーファクタントの役割

　肺胞壁はⅠ型肺胞上皮細胞とⅡ型肺胞上皮細胞で構成される．Ⅰ型肺胞上皮細胞は肺胞表面積の80％を占め，薄く円盤状に広く伸びている．Ⅱ型肺胞上皮細胞は立方体の形で，肺表面活性物質（**肺サーファクタント**）を産生し肺胞内面に分泌する．肺サーファクタントは肺胞を均等に膨らませ，肺が虚脱するのを防いでいる．つまり，サーファクタントがないと，組織間液の表面張力に

> **肺サーファクタント**
> 脂質と蛋白質の複合体で80％をリン脂質が占める．4種の表面活性物質関連蛋白（surfactant protein；SP）が知られており，SP-AとSP-Dは糖蛋白で間質性肺疾患において上昇する．

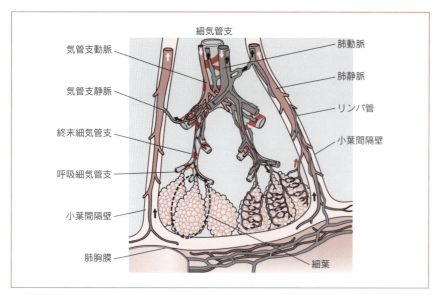

図 3-7 小葉の構造
(牛木辰男, 小林弘祐: カラー図解 人体の正常構造と機能 I 呼吸器 (坂井建雄, 河原克雅編), 第 2 版, 日本医事新報社, 2012 より改変)

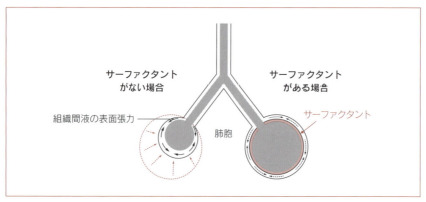

図 3-8 肺サーファクタントの役割

よって肺胞はしぼんでしまうが，サーファクタントの**界面活性効果**によって，組織間液の表面張力が弱まり肺胞は膨らむことができる (図 3-8)．また，小さい肺胞ではサーファクタントの濃度が高くなるため，表面張力がより減少し，肺胞が均等に膨らむ．

II 肺循環

　肺の循環系は，還流血管としての**肺動脈系**（肺循環）と，気管支・肺への栄養血管としての**気管支動脈系**からなる．肺動脈系は肺動脈主幹部から左房流入部までを指し，ガス交換を行う重要な機能がある．一方，気管支動脈系は主に

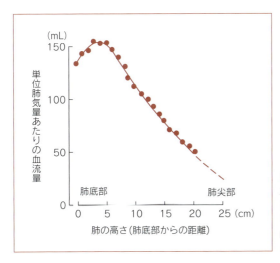

図 3-9 立位での肺内血流分布
立位のヒトの肺では，血流は肺底部から肺尖部にかけて直線的に減少し，肺尖部では血流はほとんどみられない．
(Hughes, J.M.B., et al.: Effect of lung volume on the distribution of pulmonary blood flow in man. *Respir. Physiol.*, **4**(1): 58〜72, 1968 より作図)

胸部大動脈から分岐し，気管支に伴走し，気管支壁，肺動脈壁，肺内神経組織や臓側胸膜へ栄養血管として還流し，肺静脈に合流する（**図 3-7**）．

1 肺循環の特徴

① **低圧系**：平均肺動脈圧は 15 mmHg で，体循環の平均血圧 100 mmHg の 1/6 以下である．このため，重力（立位，臥位），肺胞内圧，胸腔内圧，息こらえ（Valsalva 試験）などの影響を受ける．立位や座位では，肺尖部と肺底部には約 30 cm の高低差があるため，**血流**は肺底部から肺尖部にかけて直線的に減少し，肺尖部では血流は非常に乏しい．つまり，上肺では下肺に比べ血流は低下している（**図 3-9**）．

② **肺の毛細血管床の面積は広大**：肺の**ガス交換面積**は約 50〜100 m^2 と広大であり，ガス交換にきわめて有利である．

③ **肺血管抵抗の特性**：正常肺では，安静時血流の少ない予備血管床が豊富にある．また伸縮性が高く，肺血流量あるいは心拍出量の増加時に補充（閉鎖血管の再開）や拡張（血管径の増大）が起こり，血管内圧が上昇すると，肺血管抵抗を低下させるように働く．

④ **すべての血液は肺に集まる**：肺はフィルターの役目をしており，全身から戻ってきた血液の微小血栓を溶解する．

⑤ **低酸素性肺血管収縮反応（HPV）**（**図 3-10**）：体循環ではみられない肺循環に特異的な現象である．肺胞気の酸素分圧の低下が肺動脈を収縮させ，局所の血流を減少させる．これは，換気の少ない部分の血流量を減少させることにより，局所の**換気と血流の比率（換気血流比）の不均等**を是正させるという合目的反応である．

HPV: hypoxic pulmonary vasoconstriction

 肺循環障害
大きな血栓が飛んでくると，溶解できず，肺梗塞をきたし生命の危険にさらされる．また，HPV は合目的反応であるが，肺に障害をきたし低酸素状態になると広範囲の肺血管が収縮し肺高血圧の原因となる．

2 生理的換気血流比不均等

立位，座位においては，重力の影響を受けて肺尖部は肺の重量がかかり引き

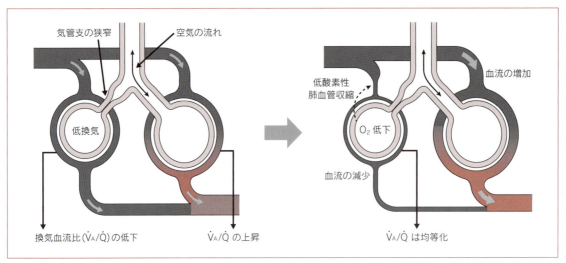

図 3-10 低酸素性肺血管収縮反応
気管支狭窄などによる低換気により惹起された低酸素状態は，局所の肺動脈を収縮させ血流を減少させる．結果，局所の換気（$\dot{V}_A$）と血流（$\dot{Q}$）の比は是正される．
(牛木辰男，小林弘祐：カラー図解 人体の正常構造と機能 I 呼吸器（坂井建雄，河原克雅編）．第2版，日本医事新報社，2012より改変)

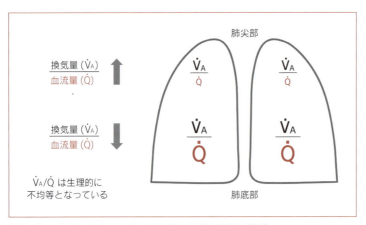

図 3-11 立位・座位における生理的な換気血流比不均等

伸ばされるが，肺底部は重さがかからずあまり引き伸ばされない．その結果，肺尖部では呼気と吸気での肺胞内への空気の流入は少ないが，肺底部では肺胞内への空気の流入が多いという換気の**生理的不均等分布**が生じる．一方，血流量は肺循環が低圧であるため重力の影響を強く受け，肺尖部では血流量は少なく，肺底部では多いという血流量の生理的不均等がみられる．肺尖部と肺底部を比較すると，換気血流比は均等ではなく，肺尖部では高値，肺底部では低値となり，生理的な**換気血流比不均等**がみられる（図3-11）．

 肺結核の病巣

肺尖部は換気が悪いため，異物や結核菌が滞留しやすい．このため，肺結核は肺尖部に生じやすい．一方，こうもりは逆立ちでぶら下がっているので肺底部に生じやすい．

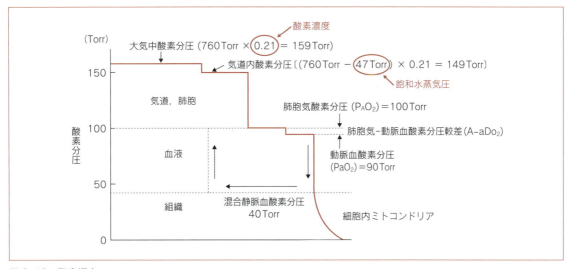

図 3-12　酸素瀑布
大気中から気道，肺胞，動脈血，組織，混合静脈血中酸素分圧の変化．

III ガス交換

1 外呼吸と内呼吸

　肺は空気中の O_2 を取り込み，体内で産生された CO_2 を肺胞内に排出する（外呼吸）．肺で取り込まれ，ヘモグロビンと結合した O_2 は全身の組織に運ばれる．組織では，ヘモグロビンから解離した O_2 が組織に供給され，エネルギー産生に利用され，その際に発生する CO_2 は回収される（内呼吸）．組織で産生された CO_2 は赤血球内に拡散し，約 10% はヘモグロビンと**カルバミノ結合**する．残りは**炭酸脱水酵素**により重炭酸イオンと水素イオンとなり，重炭酸イオンは血漿中に排出され，水素イオンはヘモグロビンと結合し緩衝される．血漿中の CO_2 も同様に炭酸脱水酵素によって重炭酸イオンと水素イオンとなり，水素イオンは蛋白質などによって緩衝される．肺では組織での反応と逆向きの反応が進み，肺胞腔内へ CO_2 が排出される．

2 酸素瀑布

　大気中から肺胞，血液，組織・細胞までの酸素分圧の変化を滝に例えて，酸素瀑布とよばれる（**図 3-12**）．1 気圧（760 Torr）における大気中の酸素分圧は，1 気圧×酸素濃度（0.21）で約 159 Torr となる．気道内では 100% 加湿されているため，飽和水蒸気圧である 47 Torr を 1 気圧から差し引いて酸素濃度を掛け合わせ，149 Torr となる．肺胞に至ると O_2 は肺胞から血液中に取り込まれるため，肺胞気酸素濃度は 16.4% 程度となり，**肺胞気酸素分圧（P_AO_2）は約 100 Torr** となる．肺胞壁の肺静脈側の毛細血管内の酸素分圧は P_AO_2 と等しくなる．しかし，気管支静脈の静脈血が肺静脈に混合するなどの**解剖学的右→左シャント**が存在するため，動脈血酸素分圧（PaO_2）は 100 で

ドルトンの法則（Dalton's law）
2 種類以上のガスにより構成される混合気体では，それぞれのガスの圧力（分圧）は，混合気体中に占めるガスの成分比率に比例する．したがって，それぞれのガスの分圧の和は，混合気体の全圧と等しくなる．

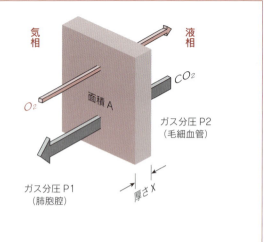
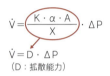

図3-13 肺での拡散能力

はなく90 Torr前後となる．このP_AO_2とP_aO_2の差を**肺胞気-動脈血酸素分圧較差**（A-aDO_2）とよび，通常は5～10 Torrの差がある．

3 肺胞気と肺毛細血管でのガス交換（拡散）

肺胞（気相）と毛細血管（液相）間のガス移動は拡散によって行われる．呼吸細気管支レベルでは空気の流れはなく，酸素分子は**ブラウン運動**によって肺胞に到達する．そしてO_2およびCO_2は，濃度差（圧力差）が駆動力となって，濃い（高い）ほうから薄い（低い）ほうへブラウン運動によって移動する．これを拡散という．拡散により膜を移動するガスの量$\dot{V}$は，拡散する面積Aと気相と液相のガスの濃度差$\varDelta C$に比例し，膜の拡散距離Xとは反比例する（**図3-13**）．図中の（K・α・A）/Xを**拡散能力**（diffusion, D）という．

拡散は，肺胞毛細血管膜や赤血球膜を通過する過程の膜での拡散と，赤血球内でヘモグロビンと結合する過程での拡散に分けられる．後者はヘモグロビン量や肺の毛細血管を流れる血流量の影響を受ける．酸素運搬の主な制限因子には，肺胞毛細血管膜の肥厚や肺胞拡散面積の減少といった膜の拡散障害による**拡散制限**と，血流障害，ヘモグロビン量の減少（貧血），換気血流比不均等といった**血流制限**の2つがある．いずれが障害されても拡散能力は低下し，低酸素血症となってしまう．

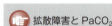

拡散障害と$PaCO_2$
CO_2はO_2の約20倍拡散能力が大きく，拡散障害によってPaO_2が低下しても換気不全がなければ$PaCO_2$が上昇することはない．

4 動脈血酸素含量と組織に運搬される酸素量

動脈血に含まれる酸素含量（CaO_2）は，ヘモグロビンと結合した酸素量と血漿中に溶解している酸素量を加算した量である．ヘモグロビンと結合する酸素量は，1.34×Hb×SaO_2の式で計算され，ヘモグロビン量（Hb）15 g/dL，PaO_2 90 Torr，動脈血酸素飽和度（SaO_2）98％の場合，19.7 vol％となる．

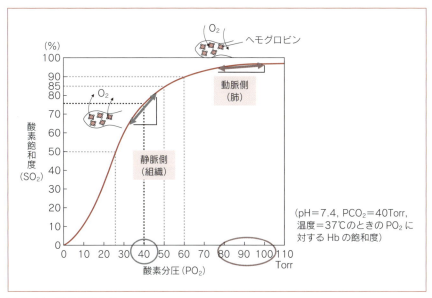

図 3-14　酸素解離曲線

一方，溶解酸素量は，$0.0031×PaO_2$ の式で計算され 0.28 vol％となり，血液中に含まれる O_2 のほとんどはヘモグロビンと結合した O_2 ということになる．また，単位時間に組織に運ばれる酸素量を規定する因子は，①**ヘモグロビン量**，②**動脈血酸素飽和度**（SaO_2），③**心拍出量**である．

呼吸困難の原因
組織低酸素による呼吸困難（息切れ）は，貧血，低酸素血症，心不全でも出現する．

5 酸素飽和度（SO_2）と酸素分圧（PO_2）との関係（酸素解離曲線）

酸素飽和度（SO_2）と酸素分圧（PO_2）との関係は直線ではなく，**S字状**を呈している（**図 3-14**）．肺においては PO_2 は高く，PO_2 変化に比べ SO_2 変化は小さい．すなわち，ヘモグロビン（Hb）と O_2 の親和性が高いことを意味しており，多少 PO_2 が低下しても O_2 は Hb と結びついて組織へ運ばれやすい．一方，組織においては，PO_2 変化に比べ SO_2 変化は大きい．すなわち Hb と O_2 の親和性が低いことを意味し，Hb から組織へ O_2 を放出しやすくなっており，合目的である．

酸素解離曲線
酸素解離曲線は，体温の上昇，pH の低下（アシドーシス），$PaCO_2$ の上昇時には曲線が右にシフトし，より多くの酸素が組織に供給される．

IV 呼吸調節

1 呼吸調節系（図 3-15）

呼吸調節系は，大脳皮質による行動調節，機械刺激受容器による神経調節，化学受容器による化学調節からの情報が，脳幹部にある**呼吸中枢**に入力され，呼吸中枢から呼吸筋に出力されて呼吸が自動的に調整される．

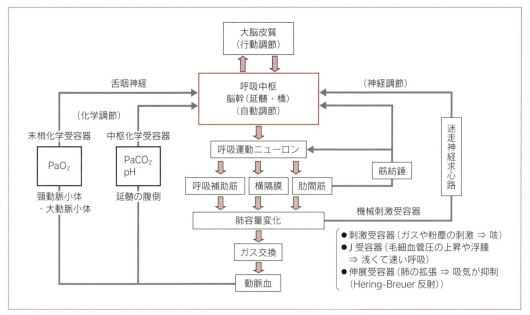

図 3-15 呼吸調節機構

1) 行動調節

ヒトは意識的に呼吸を変えることができる．また，嚥下，不安・怒りなどの情動，睡眠覚醒などで呼吸のリズムが変化する．これら呼吸の行動調節は随意的なものと不随意的なものがあり，随意的なものは**大脳皮質運動野**，不随意的なものは情動系の中枢である**大脳辺縁系**を主体としている．

2) 神経調節

(1) 刺激受容器

気道粘膜には刺激受容器があり，ガスや粉塵などの異物や痰などが刺激して**咳反射**を誘発する．

(2) J 受容器

J 受容器が肺胞の毛細血管近くに存在し，毛細血管圧の上昇や間質の浮腫（**肺水腫**）を感知して頻呼吸を誘発する．

(3) 伸展受容器

下気道や肺には，肺の伸展を感知する伸展受容器が存在する．伸展受容器は，肺の膨張を感知すると迷走神経を介して吸息を抑制する．この呼息への切り替えを行う反射を **Hering-Breuer 反射**とよぶ．この反射は，1 回換気量が増大したときに肺の過膨張による損傷を防ぐ働きをしている．

(4) 筋紡錘

骨格筋に内在する**伸展受容器**で，呼吸筋にも存在する．筋肉が伸展されると体性神経系を介する**脊髄反射**で筋が収縮する．同時に呼吸中枢にも呼吸筋の伸展情報が入力される．

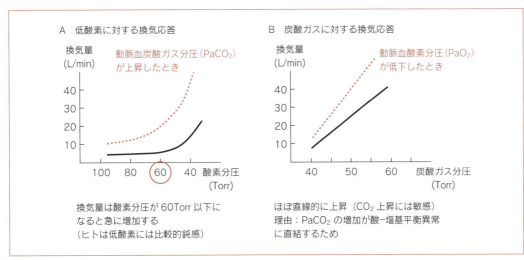

図 3-16 低酸素および炭酸ガスに対する換気応答

3）化学調節
（1）末梢化学受容器
頸動脈小体と**大動脈小体**がある．ヒトでは大動脈小体の働きは小さく，内頸動脈と外頸動脈の分岐部に局在する頸動脈小体が主にPaO_2を感知し，低酸素に対して換気を増加させる．PaO_2が60 Torr以下にならないと換気の増大が生じないが，アシドーシスや$PaCO_2$の上昇によって低酸素に対する感受性が高まる（図3-16 A）．

（2）中枢化学受容器
延髄の第4脳室腹側にあり，$PaCO_2$の上昇あるいはpHの低下を感知し換気を増大させる．$PaCO_2$に対する換気の応答は敏感であり，軽度の$PaCO_2$上昇に反応して換気が増大することから，普段の呼吸は中枢化学受容器によって制御されている（図3-16 B）．しかし，高度の低酸素状態になると末梢化学受容器が反応し，換気が増大する．

> **頸動脈小体**
> 頸動脈小体にあるI型細胞にはPaO_2感受性K^+チャネルが存在し，低酸素時に閉じて膜電位を脱分極し，電位依存性Ca^{2+}チャネルを活性化する．その結果，分泌顆粒内の神経伝達物質が放出され，舌咽神経を介して呼吸中枢にシグナルが伝達される．

> **CO_2ナルコーシス**
> 高度の換気不全によって，PaO_2の低下のみならず$PaCO_2$が急速に上昇しアシドーシスをきたすと，意識障害などの中枢神経障害を呈する．この状態をCO_2ナルコーシスという．脳血管は拡張し，頭痛，発汗，めまい，血圧上昇をきたし，$PaCO_2$が急性に70 Torrを超えるとCO_2の麻酔効果によって呼吸は抑制され，そのまま放置すると死に至る．また，慢性的に$PaCO_2$が高い慢性呼吸不全ではCO_2に対する感受性が低下し，主にPaO_2の低下を感知して換気刺激を受けている．この状態でいきなり高濃度のO_2を投与しPaO_2が上昇すると，換気が抑制され，さらにCO_2が上昇しナルコーシスとなる．

第4章 消化器系

消化器系は，食物を咀嚼して消化・吸収し，さらに不要な物を排泄するなどの機能を行っている．口腔から直腸，肛門に至るまでの消化管と，唾液腺，肝臓，胆嚢，膵臓などの付属腺から構成される（**図4-1**）．

I 消化管機能（消化，吸収，排便とその調節）

消化管は，粘膜上皮，粘膜固有層，粘膜筋板，粘膜下層，筋層，漿膜からできている円筒状の構造をしている（**図4-2**）．中央に内腔があり，そこを食物が移動し，消化，吸収，排泄が行われる．

食物や飲み物が入ってくる口腔と食道，便の出る肛門は，機械的刺激を受けやすいため，粘膜上皮は重層扁平上皮でできている．胃，小腸など消化液を分泌したり，栄養素を吸収する部分の粘膜上皮は単層円柱上皮でできている．

食道下部から直腸までの消化管の筋層は大部分は平滑筋でできており，咽頭

> **漿膜**
> 食道と下部直腸には漿膜はない．

> **消化管神経叢**
> 粘膜下層にはマイスナー神経叢が，筋層間にはアウエルバッハ神経叢があり，これらの神経の刺激により，消化管は運動する．

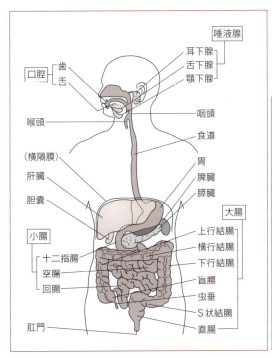

図4-1 消化器系の構造

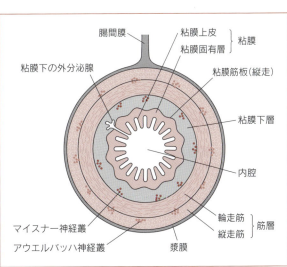

図4-2 消化管の断面図

から食道上部の嚥下に関する部分と，肛門周囲の排泄に関する部分は横紋筋でできている．

唾液腺，肝臓，膵臓のような実質性器官は，結合組織が器官の内部に深く入り込み，多数の小区画である小葉に分けられる．小葉はいくつかが集まって葉になっている．

消化管における静脈系のうち，消化・吸収を行う胃から大腸までの静脈は門脈に集められ，肝臓を経由した後に肝静脈から下大静脈に流れ込む．

1 消化管の構造

1）口腔

口腔は食物の入り口になり，食物を咀嚼する場である．また，味覚器や発声の補助器官としての働きもある．口腔の入り口は上下の口唇で境され，出口は口峡を通って咽頭に続く．口腔の側壁は頬，天井は口蓋，底は口腔底から構成される．

(1) 歯

食物を噛み砕く歯は，成人では上下それぞれに左右8対の**永久歯**（切歯2本，犬歯1本，小臼歯2本，大臼歯3本，ただし大臼歯は2本のままのことも多い）がある．

(2) 舌

舌は横紋筋からできており，消化器官，味覚器，さらに発声器官として働く．表面は舌粘膜でおおわれ，無数の**舌乳頭**（糸状乳頭，茸状乳頭，葉状乳頭，有郭乳頭）がある．葉状乳頭，有郭乳頭，茸状乳頭には，味覚を司る味蕾がある．舌根部には多数のリンパ小節があり，舌扁桃とよばれる．

(3) 唾液腺

唾液腺には，口唇，頬，舌，口蓋などの粘膜下組織にある小唾液腺と，耳下腺，顎下腺，舌下腺の大唾液腺があり，唾液を分泌する．

耳下腺は耳介の前下方にあり，さらっとした水様透明の分泌液を出す漿液腺である．導管は頬を貫いて，上顎の第2大臼歯と向かい合う頬粘膜の部分に開口する．顎下腺と舌下腺は，粘っこい粘液と漿液を出す混合腺で，舌下部に開口する．

2）咽頭

咽頭は，上方は鼻腔と口腔，下方は喉頭と食道に続き，嚥下や発声などの役割がある．

3）食道

食道は，咽頭に続く長さ約25 cm，内径約2 cmの管状をした消化管である．気管の後ろにあり，横隔膜のすき間（食道裂孔）を貫いて腹腔に入り，胃に続く．

歯
乳歯は生後6～7カ月から生えはじめ，1歳では上下4本ずつ，10歳では上下10本ずつ生えそろい，乳歯は一側に切歯2本，犬歯1本，臼歯2本の計5本で，総計20本ある．

消化液分泌量
1日に唾液は約1～1.5 L，胃液は約1～2.5 L，膵液は約0.6～1.5 L，腸液は約2～3.2 L，胆汁は約0.5～0.8 L分泌され，食物の消化・吸収に役立っている．

咽頭
鼻部の上方壁にはリンパ小節が密集し，咽頭扁桃となっている．側方の壁には，中耳に通じる耳管の入り口がある．

食道粘膜
食道の粘膜上皮は重層扁平上皮で，機械的刺激に強くなっている．筋層は，食道の上部1/3は横紋筋，中部1/3は横紋筋と平滑筋，下部1/3は平滑筋からなる．

4）胃

胃は袋状をした管腔臓器で，入り口は食道から続く**噴門**で，出口は十二指腸に続く**幽門**である．粘膜上皮は単層円柱上皮で，管状の胃腺からはペプシノゲン，塩酸，粘液が分泌される．幽門付近にある幽門腺はアルカリ性の粘液を分泌する．

 幽門腺

幽門腺には，ガストリンを分泌する内分泌細胞もある．

5）小腸

小腸は胃の幽門から始まる，長さ約6〜7 m，直径3〜5 cmの長い管腔臓器である．十二指腸，空腸，回腸に分けられ，腹腔内を蛇行して右腸骨窩で大腸に移行する．

十二指腸は，幽門から続く長さ約25 cmの腸管である．幽門から約10 cmほどにある部位の左側壁には大十二指腸乳頭（ファーター乳頭）とよばれる縦ひだ状の隆起があり，ここに総胆管と膵管が開き，胆汁と膵液が十二指腸に流れ込む（図4-3）．十二指腸の粘膜下にあるブルンネル腺（十二指腸腺）からは強いアルカリ性の分泌液が分泌され，胃液の酸度を調節する．

十二指腸に続く小腸の約2/5を**空腸**，残り約3/5を**回腸**という．小腸の内面には多くの輪状ひだがあり，粘膜上皮は単層円柱上皮で，粘膜の表面には無数の絨毛がある（図4-4）．絨毛の表面には多数の微絨毛があり，絨毛の内部には，よく発達した毛細血管網と1本の太い毛細リンパ管（中心乳び腔）がある．

栄養素は絨毛上皮から吸収される．吸収された炭水化物，蛋白質，ビタミンなどは毛細血管網に入り，静脈から門脈を経て肝臓に運ばれて代謝される．一方，脂肪は毛細リンパ管に入り，腸間膜のリンパ管から胸管を経て，静脈に流れ込み，肝臓や脂肪組織に運ばれる．

小腸絨毛上皮にある杯細胞からは粘液が分泌される．絨毛の間にある小腸腺

ファーター乳頭

十二指腸における総胆管と膵管の開口部で，その位置は個人差がある．

小腸粘膜

小腸には多くのひだがあり，そこに無数の絨毛があり，さらに微絨毛がある．これらを広げるとおよそ200 m²（テニスコートほぼ1面分．なお，30 m²程度，バドミントンコートの半分くらいとの報告もある）にもなり，栄養素をより多く吸収できる仕組みになっている．

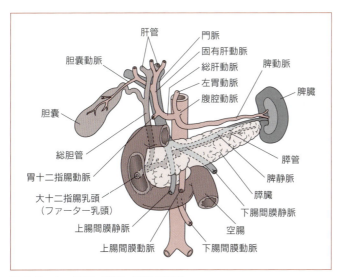

図4-3 十二指腸，膵臓，胆囊の関係

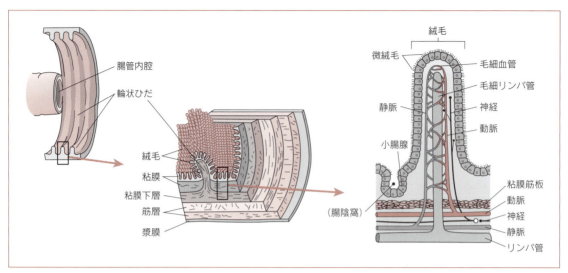

図 4-4　小腸壁の構造

（リーバーキューン腺）からは小腸液が分泌され，またセロトニンなどペプチドホルモンを分泌する内分泌細胞が混在している．

6) 大腸

　大腸は，小腸に続く長さ約 1.6 m，直径 5〜8 cm の管腔臓器で，腹腔の周辺を取り巻くようにして位置する．**盲腸**，**結腸**，**直腸**に分かれる（**図 4-1**）．大腸粘膜には腸陰窩がよく発達し，粘膜上皮に多数の杯細胞があり，粘液を分泌する．

　盲腸は，回腸が大腸に開く回盲口から下方に伸びた部分で，下端からは細長い虫垂が垂れ下がっている．

　結腸は，盲腸から上行して肝臓の下面に達する上行結腸，胃の下方で右から左側端に達する横行結腸，下方に走る下行結腸，左腸骨窩から仙骨前面に達するまでのＳ状結腸に分けられる．

　直腸はＳ状結腸に続いて仙骨の前面を下行し，骨盤隔膜を貫いて骨盤腔の外に出て**肛門**に移行する．肛門のすぐ上の直腸の下端部には**痔帯**（痔輪）という輪状の高まりがあり，内肛門括約筋と外肛門括約筋があって排便時に肛門を開閉する．

2　消化管の機能

1) 咀嚼

　食物が口の中に入ると，下顎を上下，前後，左右に動かし，歯で食物を噛み砕きながら唾液と混じり合わせ，飲み込みやすいようにする．この一連の動きを咀嚼という．

　咀嚼は，主に，咬筋，側頭筋，外側翼突筋，内側翼突筋の４つの咀嚼筋の

 虫垂

虫垂は長さが約 5 cm で，集合リンパ小節とよばれる豊富なリンパ組織がある．虫垂に炎症が起きる疾患が虫垂炎（かつては盲腸炎としばしば誤ってよばれた）である．右下腹部に痛みがあり，進行すると腹膜炎になって重症になるので，注意が必要である．

咀嚼筋

咀嚼に関連する筋肉は随意に動く横紋筋である．ただし，咀嚼には食物による伸展反射や口腔粘膜を刺激して起こる反射も関与しており，実際には咀嚼は不随意的な反射により調節されている．

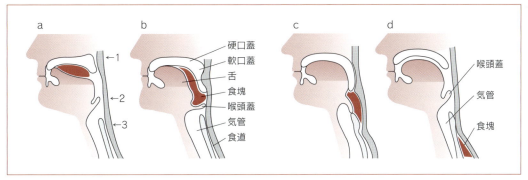

図 4-5 嚥下
図 a の矢印 1，2，3 はそれぞれ上部，中間部，下部の咽頭収縮筋部位を示す．

随意運動によって行われる．頰筋，口輪筋，舌筋も食物のかたまりを口の中で適当な位置に移して咀嚼を助ける．

2）嚥下

咀嚼して飲み込みやすくした食物のかたまりや飲み物は，口腔，咽頭，食道の協調運動によって胃へと運ばれる．この一連の運動を嚥下という．嚥下は次のように 3 期で進む．

第 1 期（口腔相）：咀嚼が終わると，口唇が閉じ，舌が後上方向に引き上げられる．そして，食物のかたまりが口腔から咽頭腔まで移動する（図 4-5a）．

第 2 期（咽頭相）：食物のかたまりが咽頭に入ると，咽頭壁が刺激されて嚥下反射が起こる．軟口蓋が咽頭後壁に押しつけられ，舌根が挙上する（図 4-5b）．喉頭蓋が気管にかぶさるようにして，咽頭腔と気管の交通を防ぐ（図 4-5c）．こうして食物が鼻腔に逆流したり，気管に入らないようになる．

第 3 期（食道相）：次に食物のかたまりは食道口に入り，食道の蠕動によって食道下部へと移送され，下部食道括約部が開いて胃の噴門から胃に入る（図 4-5d）．

3）消化管運動

胃に入った食物のかたまりは小腸に送られて消化され，必要な栄養素が小腸粘膜から吸収される．吸収されなかった食物の残りは，大腸を通り，糞便として排泄される．

消化管は筋層にある輪走筋と縦走筋によって収縮と弛緩を繰り返し，内容物を消化液と混じり合わせながら肛門側へと移送する．

消化管の運動には，内容物と消化液をよく混ぜ合わせる分節運動，内容物を肛門側へ移送する蠕動運動がある．分節運動は，輪走筋がある間隔をおいて収縮と弛緩を繰り返して，内容物をよく攪拌する（図 4-6a）．蠕動運動は，輪走筋と縦走筋の収縮と拡張によって内容物を肛門側へ移動させる（図 4-6b）．

 消化管の運動

消化管の運動には，内容物が消化管壁を伸展させて消化管壁内の神経叢を刺激して起きる腸内反射と，迷走神経による腸外反射が関係する．副交感神経は消化管運動を促進し，逆に交感神経は消化管運動を抑制する．また，消化管ホルモンも胃や小腸の運動に関与している．

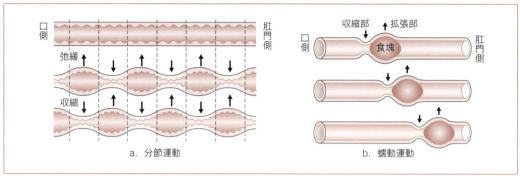

図 4-6　消化管運動

4）消化・吸収

　消化器系の主な役割は，栄養素を消化し吸収することである．食物に含まれる糖質，蛋白質，脂質など高分子の栄養素は，消化酵素によって低分子に分解され，消化管粘膜から吸収される．

(1) 糖質の消化・吸収

　糖質は主として人体が活動するのに必要なエネルギー源となり，エネルギーの貯蔵にも役立つ．食物として摂取する主な糖質は，多糖類（デンプン，グリコーゲンなど），二糖類（スクロース，マルトース，ラクトースなど），単糖類（グルコース，フルクトース，ガラクトースなど）である．

　多糖類のデンプンやグリコーゲンは唾液に含まれる唾液**アミラーゼ**（プチアリン）と，膵液に含まれる膵アミラーゼにより加水分解を受けて，デキストリンとマルトース（麦芽糖）に分解される．デキストリンは，小腸内でさらに膵アミラーゼの作用を受けてマルトース，グルコースに消化される（**図 4-7**）．

　二糖類は，小腸の微絨毛がある刷子縁膜にある**マルターゼ**によってマルトースがグルコースに，**スクラーゼ**によってスクロースがグルコースとフルクトースに，**ラクターゼ**によってラクトースがグルコースとガラクトースにそれぞれ分解される．分解された単糖類は小腸粘膜で吸収され，絨毛内の毛細血管に入って，門脈から肝臓へ運ばれる（**図 4-8**）．

　肝臓で，フルクトースとガラクトースはグルコースに変換される．さらに，グルコースは肝臓でグリコーゲンに変換されて貯蔵される．そして，必要に応じてグリコーゲンはグルコースに分解されて血中に出て，種々の組織に入ってエネルギー源となって利用される．

(2) 蛋白質の消化・吸収

　蛋白質は，胃液中のペプシノゲンが胃酸によって活性化された**ペプシン**によって，ペプトンとプロテオースに分解される．そして膵液中に分泌された**トリプシン，キモトリプシン，カルボキシペプチダーゼ**などの作用を受けて，すべての蛋白質はペプトン，プロテオース，ペプチド，ジペプチドにまで分解される．そして小腸の吸収上皮細胞にあるアミノペプチダーゼによってアミノ酸にまで分解される（**図 4-7**）．

炭水化物
炭水化物は糖質と食物繊維で構成されており，ヒトが消化・吸収できるのは糖質である．

ラクターゼ
ラクターゼは，乳児では膵液に含まれ，成人では小腸液に含まれる．

蛋白質消化酵素
トリプシンは，前駆物質のトリプシノゲンがエンテロキナーゼによって活性化されて生じる．同様に，キモトリプシンはキモトリプシノゲンがトリプシンにより，カルボキシペプチダーゼはプロカルボキシペプチダーゼがトリプシンによって活性化されて生じる．

消化酵素の存在	糖質	蛋白質	脂質
唾液	唾液アミラーゼ(プチアリン) デンプン → デキストリン, マルトース		
胃液		ペプシノゲン ↓ ペプシン ↓ 蛋白質 → ペプトン, プロテオース	
膵液	膵アミラーゼ デンプン → デキストリン, マルトース 膵アミラーゼ デキストリン → マルトース, グルコース マルターゼ マルトース → グルコース	トリプシノゲン ↓(小腸内)エンテロキナーゼ トリプシン 蛋白質 → ペプチド キモトリプシノゲン ↓(小腸内)トリプシン キモトリプシン 蛋白質 → ペプチド プロカルボキシペプチダーゼ ↓(小腸内)トリプシン カルボキシペプチダーゼ 蛋白質 → ペプチド	膵リパーゼ ↓ 脂肪 → 脂肪酸, グリセロール
小腸上皮	マルターゼ マルトース → グルコース スクラーゼ スクロース → グルコース, フルクトース ラクターゼ ラクトース → グルコース, ガラクトース	アミノペプチダーゼ ペプチド → アミノ酸	腸リパーゼ 脂肪 → 脂肪酸, グリセロール

図 4-7 糖質, 蛋白質, 脂質の消化にかかわる主な消化酵素と作用

アミノ酸は小腸粘膜から吸収され, 毛細血管に入り, 門脈を経て肝臓に運ばれる (図 4-8). 肝臓でアミノ酸は蛋白質の合成などに使われる.

(3) 脂質の消化・吸収

食事で摂取した脂質は, まず胆汁に含まれる胆汁酸で可溶化 (ミセル化) され, 2μm ほどの大きさになる. そして, 膵液中の**リパーゼ** (ステアプシン) によって加水分解され, 脂肪酸, グリセロール, モノグリセライドに分解され, 小腸粘膜から吸収される (図 4-7).

吸収された脂肪酸とモノグリセライドは粘膜細胞内で種々の酵素の働きを受けて, ジグリセライドやトリグリセライドに再合成される. そして, リポ蛋白におおわれてカイロミクロン (キロミクロン) となり, 絨毛内の毛細リンパ管に入ってリンパ液を流れ, 胸管から鎖骨下静脈を経て血中に入る (図 4-8). 血中に流入したカイロミクロンは脂肪組織や筋肉などに運ばれる.

> **グリセライド**
> 食物中の脂質は中性脂肪 (トリグリセライド) が最も多い. グリセライドはグリセロールに脂肪酸が結合しているもので, 1 個の脂肪酸が結合しているものをモノグリセライド, 2 個のものをジグリセライド, 3 個のものをトリグリセライドという.

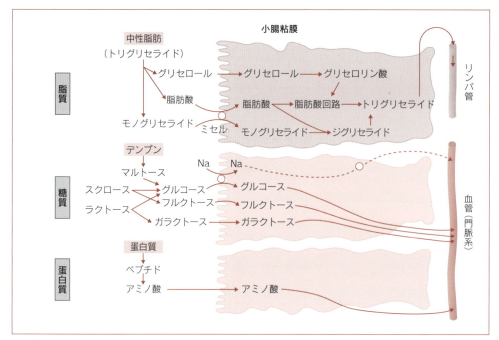

図 4-8　三大栄養素の吸収

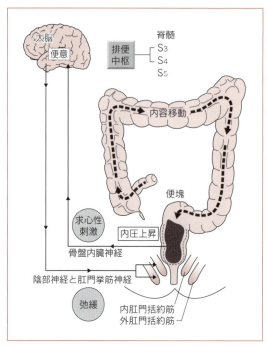

図 4-9　排便の仕組み

5）糞便形成と排便

消化管内容物は小腸と大腸を通る間に水と電解質が吸収され，固形状の糞便がつくられ，肛門から排便される．水分は小腸で約 6〜8 L，大腸で約 1〜2 L 吸収される．

固形状の糞便（便塊）が直腸に送り込まれると，便塊によって直腸壁が伸展し，便意が催される．便意が感じられると反射的に結腸下部から直腸壁が収縮し，肛門括約筋は弛緩し肛門挙筋が上昇する（排便反射）．さらに腹筋，横隔膜を随意的に収縮させて腹圧を高め，排便が起きる（図 4-9）．

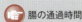

腸の通過時間

食物は，内容にもよるが，消化・吸収を受けたあと，食後約 2〜6 時間で盲腸に達する．そして，上行結腸から横行結腸中部で水分が吸収されて便塊が形成され，徐々に下行結腸から S 状結腸に送られ，便塊として蓄えられる．

II 肝・胆・膵機能

1）肝臓

肝臓は，右季肋部から胃の上方にわたって存在する．体内で最も大きな臓器で，重さは約 1,200〜1,500 g あり，大きな右葉と小さな左葉に分かれる（図 4-10）．肝臓の表面は漿膜でおおわれている．その下には線維性被膜があり，それが肝臓の内部に深く入り込んで小葉間結合組織（グリソン鞘）となって，450 万〜500 万個もの小葉に分けている．

肝小葉の中心には中心静脈があり，これを中心に多数の肝細胞索と類洞（洞様血管）が放射状に広がる．

小葉間結合組織には，小葉間動脈，小葉間静脈，小葉間胆管がある．小葉間静脈は門脈が分枝したもので，肝細胞に接して物質を輸送しながら中心静脈に

肝細胞索

肝小葉で中心静脈を中心に肝細胞が放射状に連なった状態．

類洞

類洞は，肝細胞索のすき間に広がった特殊な毛細血管である．その内皮細胞には多くの小孔が開いており，毛細血管と肝細胞との間で物質が交通できる．

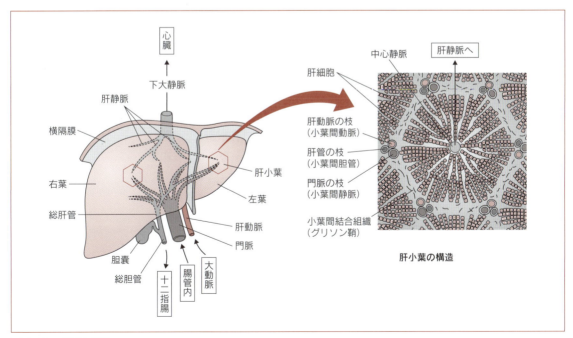

図 4-10　肝臓の構造

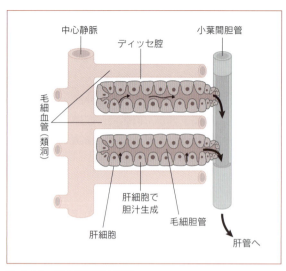

図 4-11 肝小葉の拡大構造
矢印は胆汁の流れを示す．

表 4-1 肝臓の主な機能

物質代謝	糖代謝：グリコーゲン合成・分解・貯蔵，糖新生 蛋白質代謝：アミノ酸，蛋白質の合成・貯蔵・放出 脂質代謝：脂質の合成・分解，脂肪酸分解 ビリルビン代謝：ビリルビンの抱合（直接ビリルビンの生成・排出） ビタミン活性化：各種ビタミンの活性化・貯蔵 ホルモン代謝：女性ホルモン，抗利尿ホルモンなどの不活性化 金属代謝：鉄，銅などの貯蔵・放出
胆汁の生成	胆汁酸の生成，胆汁の合成・排出
解毒作用	有毒物質の酸化，還元，加水分解，抱合
血液凝固作用	凝固・線溶因子の産生
生体防御作用	クッパー細胞による異物の貧食
体液の恒常性維持	血液の貯蔵，門脈系循環の調節

入る．肝細胞索内にある毛細胆管は肝細胞でつくられる胆汁を運び出す（**図 4-11**）．毛細胆管は集合して小葉間胆管から肝管になり，肝門部に出て左右の肝管が合流して総肝管となる．総肝管は胆嚢からの胆嚢管が合流し，総胆管となって，十二指腸の大十二指腸乳頭で膵管とともに開口する（**図 4-3**）．

肝臓は，物質代謝，胆汁の生成，解毒作用，血液凝固作用など，多くのきわめて大切な働きをしている（**表 4-1**）．

2）胆嚢

胆嚢はナスのような形をした嚢状の器官で，肝臓の直下にある（**図 4-3，-10**）．肝臓でつくられた胆汁を濃縮し，一時蓄えておく働きがある．

3）膵臓

膵臓は全長約 15 cm，幅約 5 cm，厚さ約 2 cm の細長い臓器で，胃の背面にある（図 4-1, -3）．後腹壁に固定され，前面は腹膜におおわれている．膵臓には，アミラーゼなどの消化酵素を含む膵液を分泌する外分泌腺と，インスリンなどのホルモンを分泌する内分泌腺（**ランゲルハンス島**）がある．

分泌された膵液は膵臓の中央部分を走る膵管に集まり，膵頭部で総胆管と合流して大十二指腸乳頭から胆汁とともに十二指腸に流れ込む．

III 消化管ホルモン

消化管ホルモンは食物およびその消化物の刺激を受けて，胃，十二指腸，小腸などの粘膜細胞で分泌されるペプチドホルモンである．血液中に分泌されて，ホルモンが産生された消化管臓器および他の消化管臓器に作用して，消化液の分泌，消化管の運動に影響を与える．ガストリン，セクレチン，コレシストキニン，モチリン，血管作動性腸管ペプチド（VIP），胃抑制ペプチド（GIP）など，10 数種類以上が報告されている．

ガストリンは，胃に蛋白質性食物が入ると，その刺激を受けて幽門部にあるガストリン分泌細胞から分泌される．ガストリンは胃の壁細胞に作用して，胃酸の分泌を促進し，ペプシノゲンを活性型のペプシンにする．また胃の運動も高める（図 4-12）．

セクレチンは，胃酸が十二指腸に入ると，その刺激によって十二指腸粘膜から分泌される（図 4-12）．セクレチンは胃酸の分泌を抑制し，また，膵臓からの重炭酸イオンと水の分泌を促進して胃酸を中和する．

コレシストキニンは，食物中のアミノ酸や脂肪酸の刺激によって十二指腸と小腸上部の粘膜細胞で分泌される．胆嚢を収縮し，オッディ括約筋を弛緩して胆汁の排泄を促す．また，膵酵素の分泌も促進し，蛋白質や脂質の消化に作用する（図 4-12）．

> **ランゲルハンス島**
> 内分泌部のランゲルハンス島は膵小葉内に小細胞のかたまりとして散在し，3 種類の細胞からできている．α（A）細胞はグルカゴン，β（B）細胞はインスリン，δ（D）細胞はソマトスタチンをそれぞれ分泌する．

> **消化管ホルモン産生腫瘍**
> Zollinger-Ellison 症候群は過酸症と難治性消化性潰瘍が特徴で，膵臓における異所性ガストリン産生腫瘍が原因になる．また，WDHA 症候群（watery diarrhea-hypokalemia-achlorhydria syndrome：水様下痢低カリウム血症無胃酸症候群）は，水様下痢と低カリウム血症，無胃酸症（低胃酸症）が特徴で，膵島細胞腫瘍からの VIP 過剰分泌が原因になる．

> **セクレチン**
> セクレチンは十二指腸内腔が塩酸によって pH4.5 以下になると分泌される．

> **コレシストキニン**
> コレシストキニンは，かつてはコレシストキニン・パンクレオザイミンともよばれた．なお，コレシストキニンは神経系にも存在し，神経伝達物質として作用する．

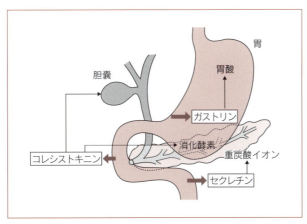

図 4-12　消化管ホルモン

第5章 腎臓と体液

I 体液分布

生体内の水や溶解している溶質を体液（body fluid）という．この体液の調節に重要な臓器の一つが腎臓である．体液量は，飲水や尿排泄などの水分バランス，血漿浸透圧と循環血液量によって調節されている．体液量を直接測定することはむずかしい．体重減少，口腔粘膜の乾燥，皮膚緊張度などの臨床症状に加えて，浸透圧，血清・尿の電解質濃度，尿量，尿比重などの検査を行い，総合的に判断することが必要である．

1 生体内分布

体液は，体重の約40％を占める**細胞内液**と，約20％を占める**細胞外液**に大きく分けることができる（図5-1）．さらに細胞外液は，体重のおよそ15％を占める組織間液と，約5％を占める血液に分けられる（図5-2）．

人体を構成する物質のなかで最も割合が多いのが水分である．加えて，蛋白質，脂質，無機質などが含まれる．水分の割合は成人では60％であるが，胎児では90％，新生児では80％，乳児でも70～80％とその割合は多い．体内の各器官の水分分布は筋肉に約半分と最も多いことが知られている（表5-1）．

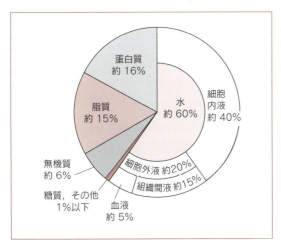

図5-1 人体を構成する成分の体重比

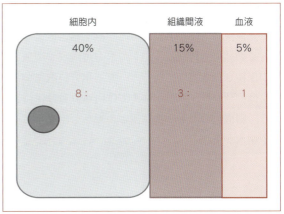

図5-2 体内の体液分布

表 5-1 体内各器官の水分分布（重量％）

筋肉	50.8	脳	2.7
骨格	12.5	肺	2.4
皮膚	6.6	脂肪組織	2.3
血液	4.7	腎臓	0.6
腸	2.8	脾臓	0.4
肝臓	2.8	その他	11.4
		合計	100.0

（佐藤健次, 他：臨床検査学講座　生理学. 第2版, 医歯薬出版, 2004.）

2　生理的意義

　体液は生体構成の主要成分であり，それぞれの体液には種々の濃度の電解質が含まれている．細胞内液は主にK^+，HPO_4^{2-}（リン酸イオン）からなり，細胞外液は主にNa^+，Cl^-，HCO_3^-から構成される．これらの電解質は生体活動をスムーズに営むうえで重要な役目を果たしており，ホルモン，自律神経系，血管作動物質，腎臓・呼吸器での酸–塩基平衡調節などによって，体液中濃度は比較的狭い範囲に維持されている．これが生体の恒常性（ホメオスタシス）を形成している．

3　体液調節機構

　体液量は，**血漿浸透圧調節系**と**循環量調節系**によって調節されている．水分の出納は，経口摂取（飲水，食事など）や体内でのエネルギー代謝に伴って体内に取り込まれる水分と，尿，不感蒸散（呼気，皮膚からの発汗などの蒸発），便などから体外に排出される水分のバランスで成り立っている．この体内の水分量の調節に重要な役割を果たすのが**抗利尿ホルモン**（ADH；antidiuretic hormone，バソプレッシン，vasopressin）と**ナトリウム**（Na^+）である．

　飲水量が不足すると，血漿浸透圧は上昇する．特に，嘔吐や下痢，発汗などで水分が多量に体外に失われたときに飲水量が不十分である場合は高度になる．血漿浸透圧が上昇すると，脳下垂体後葉から抗利尿ホルモンが分泌される．その結果，腎臓に作用して水の再吸収が増加して尿量が減少し，体内水分量が保持される方向になる．一方，水分摂取量が多い場合は，抗利尿ホルモン分泌は抑制され，尿量が増えて体内水分量は保持される．このメカニズムに基づき，腎機能の低下や抗利尿ホルモン分泌異常により，水分調節低下による溢水や脱水が生じる．

ホメオスタシス
生体が健常な生活機能を営むための至適な状態を指す．必ずしも静的ではなく，常に生体内は変化しているものの全体としては安定した状況を保っている．生体のこのような内部環境の維持の状態をアメリカの生理学者Walter Bradford Cannon（1932）がホメオスタシスと定義した．

抗利尿ホルモン（バソプレッシン）
オキシトシンとともに下垂体後葉ホルモンの一つである．このバソプレッシンの脳内での発現や体液の調節に重要な役割を果たしているのが，浸透圧受容体と圧受容体である．バソプレッシンは，主に腎臓の集合管のV2受容体に作用して水の再吸収を促進（尿量が減少）することから抗利尿ホルモンともよばれる．

溢水
体外に水分が排出されず，水分過剰となること．

II 尿の生成と排泄

1 腎臓の構造

腎臓はそら豆に似た形で，第12胸椎～第3腰椎の背側に左右一対存在する（図5-3）．重量は100～150g，長軸10cm前後，短軸5cm前後，厚さ約3cmである（図5-4）．腎実質には機能単位である**ネフロン**（nephron，腎単位）が1つの腎臓に約100万個存在する．ネフロンは腎小体（糸球体とボウマン嚢）と尿細管から構成され，尿を生成する（図5-5, -6）．腎実質は皮質と髄質に区別される．髄質には10～20個の錐体があり，集まって腎乳頭を形成する．その後，腎杯につながり，腎盂，尿管を経て膀胱につながっている．

2 腎臓の機能

腎臓は生体の**恒常性（ホメオスタシス）**の維持に重要な役割を果たしている．腎臓の機能は，①尿の生成，②内分泌・代謝作用に大別される．尿の生成により，水分調節，蛋白などの排泄と再吸収，無機質調節，酸-塩基平衡，尿毒素の排出が行われる．腎不全によって腎機能の低下が進むと，これらの一連の調節機能が破綻する．その結果，尿素，クレアチニン，尿酸，種々の尿毒

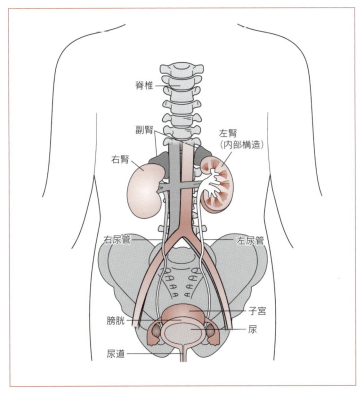

図5-3 **腎臓・尿路の解剖**
右腎は外観，左腎は内部構造を示している．

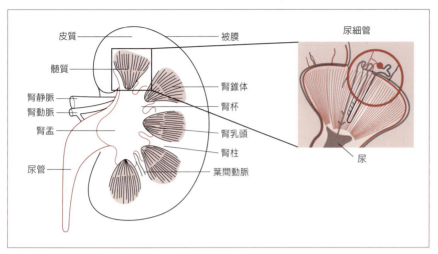

図 5-4　腎臓の構造

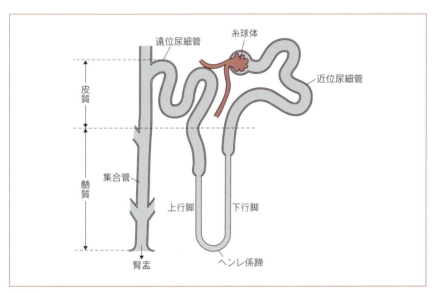

図 5-5　ネフロン

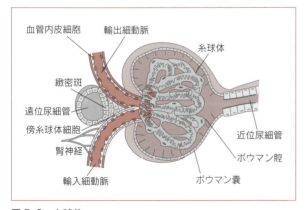

図 5-6　糸球体

素といった代謝産物の体外への排出ができず，尿毒症が生じる．

また，腎臓はホルモン産生・調節臓器としても重要である．後述するように，血圧の調節機能をもつレニン，造血作用をもつエリスロポエチン，カルシウム代謝に関連が深いビタミンDといった生理活性物質の産生・分泌や活性化を行っている．また，腎臓は糖新生も行う臓器である．

3　尿の生成と調節機構

尿は，血液が糸球体で濾過され，尿細管で再吸収と分泌を受けて生成される．そして，腎盂，尿管から膀胱に至る．腎臓では豊富な血流をもとに糸球体で1日150Lにもなる原尿が濾過される．尿細管で再吸収・分泌により水分や電解質が調節され，最終的に原尿の1％にあたる尿が排泄される．

尿量の調節機構は，尿濃縮機能と関連する．尿濃縮を行うのは主として，腎髄質組織の連続的浸透圧勾配と抗利尿ホルモンである．正常な腎機能の成人では，最大で1,200 mOsm/kg・H_2O までの尿濃縮力がある．仮に体重60 kgの成人では，1日600 mOsmの溶質が排泄される必要があり，最低でも1日500 mLの尿を排泄する必要がある．そのため，尿量のそれ以下の減少は病的といえる．

一方，**多尿**は1日尿量が2,500 mL以上と定義される．多尿では溶媒（水）そのものが多い水利尿，溶質が多い浸透圧利尿と，その両者の混合に大別できる．尿比重，尿浸透圧が低ければ水利尿，尿比重，尿浸透圧が高ければ浸透圧利尿である．水利尿の原因には，視床下部-下垂体後葉の異常による抗利尿ホルモンの分泌不全，抗利尿ホルモンの腎臓での不応性，ならびに心因性多尿などがある．浸透圧利尿では，多尿をもたらす浸透圧活性物質を確定し，その原因を確認する必要がある．

> **尿量**
> 成人の通常の尿量は500〜1,500mL/日（1mL/kg/時間）程度とされる．

> **無尿と乏尿**
> 1日尿量が100mL以下を**無尿**，400mL以下を**乏尿**という．

> **水利尿と浸透圧利尿**
> 水利尿の代表的疾患が尿崩症で，浸透圧利尿の代表的疾患が糖尿病である．

4　尿の排泄と調節機構

尿は腎臓から出て尿管，膀胱に入り，一定量溜まると尿道を経て排泄される．膀胱の内圧上昇が尿意に関係する．15〜20 cmH_2O に達すると尿意が生じ，そのときの膀胱容量は250〜600 mL程度とされている．

尿の排泄は複雑に調節されている（**図5-7**）．膀胱は移行上皮と3層の平滑筋からなり，骨盤神経叢の膀胱枝（膀胱神経叢）によって支配されている．膀胱中枢は仙髄とされている．膀胱の収縮は骨盤内臓神経（副交感神経）による．内尿道括約筋は下腹神経（交感神経），外尿道括約筋は陰部神経（脊髄神経）に支配される．これら一連の神経反射が連動して尿が排泄される．

III　水電解質調節

体液は水分と**電解質**を含む溶液である．そのpHは7.4±0.05と弱アルカリに保たれている．しかし，生体内の環境が炎症や悪性腫瘍などでバランスが崩

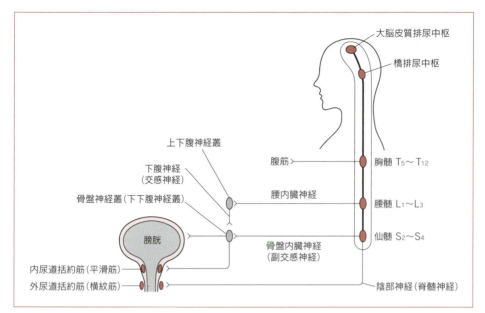

図 5-7 排尿の神経機構

れると酸性側に傾きやすい．体液中の電解質（無機質）には，陽イオン（カチオン）として，ナトリウムイオン（Na^+），カリウムイオン（K^+），カルシウムイオン（Ca^{2+}），マグネシウムイオン（Mg^{2+}）などがある．一方，陰イオン（アニオン）として，クロールイオン（塩素イオン：Cl^-），重炭酸イオン（炭酸水素イオン：HCO_3^-），リン酸イオン（$H_2PO_4^-$，HPO_4^{2-}）などがある．

1 無機質と調節機構

無機質は生体内では一定の範囲に調整されている．腎臓病をはじめ，内分泌・代謝疾患，消化器疾患，循環器疾患，薬物投与時などで異常となる．

代表的な無機質とその調節機構を以下に記す．なお，測定法には，①イオン選択電極法（Na, K, Ca, Cl など），②電量滴定法（Cl），③炎光光度法（Na, K, Li），④原子吸光法（Fe, Cu, Pb, Ca, Mg, Na, K など），⑤キレート法（Ca, Mg など）がある．

1）ナトリウム（Na^+）

ナトリウムは細胞外液中の陽イオンの約 90％を占め，最も高濃度（135〜147 mEq/L）を示す．ナトリウムは，水の分布，浸透圧の調節，酸-塩基平衡の維持などにかかわる．NaCl（食塩）として主に経口摂取で体内に取り込まれる．体内では，浸透圧調節系と循環量調節系により，ナトリウムの濃度と体内量が調節されている．特に，血清ナトリウム濃度は血漿浸透圧（側注「浸透圧」参照）を決める大きな因子である．

血清ナトリウム濃度が変化するのは次の病態などであり，低値となる病態は臨床でも遭遇する機会が多い．

 無機質

生体内にある無機質のうち，陽イオンと陰イオンはお互いに平衡状態にある．この際，細胞内外でこれらの濃度が異なることが重要である．これはイオンが細胞膜を自由に通過できず，細胞内外に濃度勾配ができるためである．

 浸透圧

イオンならびに糖により，浸透圧が 280〜292 mmol/kg・H_2O（単位は mOsm/kg・H_2O とも示される）に維持されている．なお，血漿浸透圧の予測式は，$2 × Na+$ 血糖 $/18+BUN/2.8 = 286〜288$ であり，血清 Na と強く関連する．

低値
①腎からのNa喪失（Addison病，利尿薬投与）
②腎以外からのNa喪失（下痢，嘔吐）
③摂取の低下（栄養不足）
④水分過剰（うっ血性心不全，肝硬変，ネフローゼ症候群，腎不全）
⑤ホルモン分泌異常〔抗利尿ホルモン不適合分泌症候群（SIADH）〕
⑥偽性低ナトリウム血症（脂質異常症，高蛋白血症）

高値
①水摂取不足（意識障害，口渇中枢障害）
②腎からの水喪失（尿崩症，浸透圧利尿）
③腎以外からの水喪失（下痢，嘔吐，発汗）
④Na過剰（原発性アルドステロン症，Cushing症候群，大量の高張液輸液）

> **SIADH**
> 低ナトリウム血症にもかかわらず，抗利尿ホルモンが分泌され，その作用が続いていることを指す．

> **偽性低ナトリウム血症**
> 脂質異常などで，見かけ上，ナトリウムが低値になる状態．

2）カリウム（K^+）

　カリウムは細胞内に多く存在する電解質で，血清では低濃度である（3.6〜5.0 mEq/L）．細胞内酵素の活性化，神経および筋肉の興奮，伝導，収縮などに重要な役割を果たしている．血清カリウム濃度の異常により，細胞膜の機能に支障をきたし，神経，筋の活動に障害が出る．その結果，心室細動といった致死的な不整脈，筋力低下，麻痺性イレウスなどを起こす．
　血清カリウム濃度が変化する原因には次のようなものがある．

低値
①K摂取不足（飢餓，神経性食思不振症）
②K喪失の増加（利尿薬投与，原発性アルドステロン症，尿細管性アシドーシス，下痢，嘔吐，熱傷）
③細胞内へのK移動の増加（アルカローシス，インスリン注射，低カリウム血症性周期性四肢麻痺）

高値
①K負荷の増加（Kの過剰摂取，輸液）
②K排泄の低下（腎不全，Addison病，K保持性利尿薬投与）
③細胞内からの移行（アシドーシス，インスリン欠乏，高カリウム血症性周期性四肢麻痺，組織破壊）
④偽性高カリウム血症（溶血，血小板増加症，白血球増加症）

> **偽性高カリウム血症**
> 溶血などで，見かけ上，カリウムが高値になる状態．

3）カルシウム（Ca^{2+}）

　カルシウムは生体に最も多く存在する無機物で，生体内のカルシウムの約99％は骨の中にある．血清中に存在するカルシウムのおよそ50％は遊離したカルシウムイオンで，残りの多くはアルブミンと結合している．細胞機能などに重要な役割を果たすのはイオン化カルシウムである．この血清カルシウム測

定の標準法は原子吸光法である．

　カルシウムは骨の構成成分であるほか，酵素の活性化，血液凝固，筋肉収縮，神経興奮伝導，ホルモン分泌などに重要な役割を果たす．血清カルシウムは，骨から血中への移行，腸管からの吸収，腎での排泄などにより調節されている．ヒトでは経口摂取されるため，水中生物と異なり，カルシウム不足に陥る危険性がある．そのため，血清カルシウム値を一定に上げるように保つ副甲状腺ホルモン（parathyroid hormone；PTH），ビタミンDなどで調整されている．なお，血清総カルシウム濃度はアルブミン濃度が低下すると下がる．

　血清カルシウム濃度が変化する原因には次のようなものがある．

低 値
①副甲状腺機能低下症
②慢性腎不全
③ビタミンD欠乏症
④偽性低カルシウム血症（低蛋白血症）

高 値
①副甲状腺機能亢進症
②甲状腺機能亢進症
③悪性腫瘍（多発性骨髄腫，乳がん，肺がん，特に高齢者では悪性腫瘍に注意する）
④ビタミンD過剰症
⑤急性腎障害（腎不全）

> **血清カルシウム濃度と偽性低カルシウム血症**
> 低アルブミン血症では，次式の補正式を用いて補正カルシウム濃度を求める．
> 補正カルシウム濃度（mg/dL）＝カルシウム濃度（mg/dL）－血清アルブミン濃度（g/dL）＋4
> この式において，低蛋白血症では見かけ上，カルシウムが低値になる．これが偽性低カルシウム血症である．

4）クロール（塩素イオン，Cl^-）

　クロールはNa^+とともにNaClのかたちで大部分が細胞外液中に存在する．血清総陰イオン（アニオン）のおよそ70％を占める（98〜108 mEq/L）．陽イオンであるナトリウムイオン量と，陰イオンである〔クロール＋重炭酸イオン（HCO_3^-）〕量はほぼ等しい．クロールは生体の酸-塩基平衡や浸透圧調節に重要な役割を果たす．ナトリウム濃度とクロール濃度はほぼ1.4：1に保たれており，血清クロール濃度とナトリウム濃度のバランスが崩れているときは酸-塩基平衡の異常を考える．

　血清クロール濃度が変化する原因には次のようなものがある．

低 値
①Na低下に随伴（低張性脱水，SIADH）
②胃液の喪失（嘔吐）
③腎からのCl喪失（原発性アルドステロン症，利尿薬投与）
④代謝性アルカローシス
⑤呼吸性アシドーシス

高 値
①Na増加に随伴（高張性脱水）

②Clの過剰投与（高張食塩水の輸液）
　③代謝性アシドーシス（尿細管性アシドーシス，下痢）
　④呼吸性アルカローシス（過換気）

5）重炭酸イオン（bicarbonate；HCO_3^-）

　重炭酸イオン（HCO_3^-）は生体内の酸-塩基平衡の調節に重要な役割を果たす．血液pHは，7.40±0.05の狭い範囲に調整されるように調節系（酸-塩基平衡）が働いている．生体内は酸性に傾きやすいが，これは代謝過程やエネルギー産生に伴って酸がつくられるためである．酸性代謝物が蓄積すると細胞機能が低下して生命の危機に至る．そのため，生体は，

　　a）血液緩衝系（血漿中のヘモグロビン，炭酸，リン酸，蛋白質など）
　　b）肺による$PaCO_2$調節
　　c）腎による酸排泄，血漿HCO_3^-濃度調節

により，血液pHを一定に保っている．それぞれ，秒単位，時間単位，半日〜数日単位で調節を行っている．

　このうち，重炭酸イオンは生体内で酸負荷が起こるとすみやかに中和し，消費した分は腎臓で産生されて補充される．

　血漿重炭酸イオン濃度が変化する原因には次のようなものがある．

低値
　①代謝性アシドーシス（下痢，尿細管性アシドーシス，高カリウム血症など）
　②呼吸性アルカローシス（過換気）

高値
　①代謝性アルカローシス（嘔吐，低カリウム血症，高度の脱水，利尿薬使用，炭酸水素ナトリウム投与，原発性アルドステロン症，ミルクアルカリ症候群）
　②呼吸性アシドーシス（呼吸不全，肺気腫，慢性気管支炎，睡眠時無呼吸症候群）

IV 酸-塩基平衡

1 調節機構

　前述のように，生体は適正な**酸-塩基平衡**が保たれていることが重要である．動脈血のpHは，7.35〜7.45という狭い範囲に維持されている．これは，重炭酸緩衝系，蛋白緩衝系，リン酸緩衝系，ヘモグロビン緩衝系など種々の緩衝系の作用，肺からの炭酸ガスの排出，腎臓での水素イオンの排泄などによって厳重に調節されるためである．腎臓では，①酸の排泄，②不足した重炭酸イオンの補充と再吸収が重要である．ことに近位尿細管における重炭酸イオン再吸収と，皮質集合管での重炭酸イオン産生がかかわる．

☞ **ガス分析と$PaCO_2$，HCO_3^-**
血液pHが7.35未満で酸血症（アシデミア），7.45超でアルカリ血症（アルカレミア）を示す．アシドーシスは血液を酸性に，アルカローシスはアルカリ性にする病態が存在することを示す．それぞれ呼吸性と代謝性がある．呼吸性の変化は，アシドーシスでは$PaCO_2$が増加，アルカローシスでは低下する．代謝性の変化は，アシドーシスではHCO_3^-が低下，アルカローシスでは増加する．

生体内の pH は動脈血を採取して酸-塩基平衡を検査することが一般的である．pH 低値は**アシドーシス**を，pH 高値は**アルカローシス**を示す．それぞれ代謝性と呼吸性障害があり，重炭酸イオン（HCO_3^-），炭酸ガス分圧（$PaCO_2$）などの所見とあわせて鑑別する．臨床的には**アニオンギャップ**から病態を推測することが多い．

pH が変化すると，生体は逆方向に補正を行うように代償機転が作用する．血液の pH はヘンダーソン-ハッセルバルヒ（Henderson-Hasselbalch）の式によって表される．

$$pH = 6.1 + \log\{[HCO_3^-]/(0.03 \times PaCO_2)\}$$

この式からわかるように，主として緩衝系では腎の HCO_3^- と肺の $PaCO_2$ が重要である．腎では尿中への酸排泄の調節を行う．

> **アニオンギャップ**
> $[Na^+]-([Cl^-]+[HCO_3^-])$をアニオンギャップといい，体液中の陽イオン，陰イオンのバランスをみるのに役立つ．血漿中には陰イオンのリン酸塩や硫酸塩，有機酸なども含まれるが，これらの陰イオンは通常の検査では測定されないものが多い．腎機能低下などによって有機酸や無機酸が蓄積した場合などではアニオンギャップが大きくなる．逆に，HCO_3^- が減少するような病態（下痢，腎からの喪失など）があれば，アニオンギャップが正常の代謝性アシドーシスとなる．

2　炭酸ガス分圧（$PaCO_2$）

炭酸ガス分圧は，動脈血液中に溶解した炭酸ガスの分圧である．肺におけるガス交換の効率を示す指標となる．生体内の酸-塩基平衡の維持に重要な役割を果たす．

炭酸ガス分圧が変化する原因には次のようなものがある．

低値
①心因性（過換気，ヒステリー，疼痛，不安など）
②薬（サリチル酸，キサンチン誘導体，カフェインなど）
③その他の生体内変化（発熱，妊娠，甲状腺機能亢進症，人工呼吸など）

高値
①神経・筋疾患（重症筋無力症，筋ジストロフィなど）
②心肺疾患（肺炎，気胸，肺気腫，肺がん，重症喘息，うっ血性心不全など）
③薬（睡眠薬，麻酔薬，鎮静薬など）
④その他（人工呼吸の調節不良，フグ中毒，破傷風）

3　代謝性アシドーシス（metabolic acidosis）と代謝性アルカローシス（metabolic alkalosis）

代謝性アシドーシスはアシドーシスのうち，HCO_3^- の低下が原因で，代償性に $PaCO_2$ が低下している病態を指す．一方，代謝性アルカローシスはアルカローシスのうち，HCO_3^- の上昇が原因で，代償的に $PaCO_2$ が上昇している病態を指す．

代謝性アシドーシスでは，酸排泄を促し，尿細管における HCO_3^- 再吸収量を増やして血漿中の HCO_3^- 濃度を上昇させる．代謝性アルカローシスでは，その逆の反応が起こる．あわせて，肺の肺胞換気により，代謝性アシドーシスでは呼吸性代償として肺胞換気量を増加させ，$PaCO_2$ を減少させる．逆に，

代謝性アルカローシスでは肺胞換気を抑えて $PaCO_2$ を増加させ，pH を低下させるように作用する．

V 腎ホルモン

1 ビタミン D

カルシウム代謝に関与するステロイドホルモンである（図 5-8）．紫外線による皮膚での合成，あるいは腸管から吸収されたのち，肝臓で 25 位の水酸化を受ける．その後に腎臓で 1α 位の水酸化を受け，活性型ビタミン D（1,25-$(OH)_2$-D）となる．生体内では小腸，腎，骨，副甲状腺などで作用し，小腸でのカルシウムならびにリン吸収増加，腎でのカルシウム再吸収増加，骨吸収増加，ならびに副甲状腺ホルモン産生低下がみられる．

> **ビタミン D 欠乏症**
> ビタミン D 欠乏症の代表的な疾患は，小児ではくる病，成人では骨軟化症である．

> **ビタミン D 過剰症**
> ビタミン D 過剰症の代表的な症状は，食欲不振，嘔吐，多尿，腎障害である．

2 エリスロポエチン

エリスロポエチンは赤血球系前駆細胞の成熟を促進する造血ホルモンで，腎組織中にあるエリスロポエチン産生細胞から産生される．腎機能が正常であれば，貧血の進行に伴い腎組織中の受容体がこれを感知して，エリスロポエチン産生細胞からのエリスロポエチン産生，分泌が亢進する．腎機能障害例では，腎組織内の組織酸素受容体の機能低下，エリスロポエチン産生能の低下が生じ，貧血の程度に応じたエリスロポエチン産生ができなくなる．このため，貧血に陥ることになる．これが腎性貧血の病態である．

3 レニン-アンギオテンシン系 （第 2 章心・血管系を参照）

レニン-アンギオテンシン系は循環調節に重要な役割を果たすホルモン系である．レニンは腎の傍糸球体細胞から産生される酵素で，肝臓で合成されるアンギオテンシノゲンに作用してアンギオテンシン I（Ang I）を生成する．

```
7-デヒドロコレステロール
        ↓ 紫外線（皮膚）
コレカルシフェロール（ビタミン D）
        ↓ 肝臓
25-(OH)-D
        ↓ 腎臓
1,25-(OH)₂-D（活性型）
```

図 5-8 ビタミン D の合成と活性化

Ang Ⅰ は肺でアンギオテンシン変換酵素（ACE）により，アンギオテンシンⅡ（Ang Ⅱ）に変換される．産生された Ang Ⅱ は腎，副腎，血管系などの標的臓器に作用する．なお，Ang Ⅰ から Ang Ⅱ 産生に至る経路は ACE 以外にキマーゼの系が知られている．Ang Ⅱ には主としてその受容体 AT1 を介して，腎では Na 再吸収，副腎ではアルドステロン分泌，血管では収縮作用がある．

ACE：angiotensin converting enzyme

アンギオテンシン変換酵素
アンギオテンシンⅠから，アンギオテンシンⅡに変換する酵素である．この酵素の阻害薬は血管拡張作用があり，降圧薬などとして用いられている．

第6章 血液，造血器，凝固，免疫

　血液は，酸素や栄養素を全身に運び，二酸化炭素や老廃物を運び去るなど，生命を維持するのに重要な作用をもっている．血液は体重のおよそ8％を占め，そのうちの約45％は赤血球，白血球，血小板などの細胞成分である**血球**で，残りは液性成分である**血漿**である（図6-1）．
　血漿の約90％は水で，これに蛋白質，糖質，脂質，電解質，無機質，酵素，ビタミン，ホルモンなどが含まれ，それぞれに重要な働きがある．

　ヘマトクリット
血液に占める血球成分の容積比率をヘマトクリットという．正確には全血球の容積比率がヘマトクリットであるが，血球のうちでは赤血球数が最も多いので，血球成分の占める比率としてほぼ差し支えはない．

I 血液の機能

　血液には，物質の輸送，酸-塩基平衡の調節，体液量の維持，体温調節，生体防御作用，血液凝固作用など，生命を維持するうえで重要な機能がある．

1）物質の輸送
（1）酸素，二酸化炭素の運搬
　肺で吸気によって大気中から取り入れた酸素は赤血球内にあるヘモグロビンと結合し，血液によって全身の組織へ運ばれる．一方，代謝活動によって組織で発生した二酸化炭素も血液によって肺に運ばれ，呼気とともに空気中へ排出される．

（2）栄養素の運搬
　食事によって消化管から吸収された糖質，蛋白質，水溶性ビタミン，電解質などは門脈を通って肝臓に運ばれ，貯蔵される．そして肝臓に貯えられた栄養

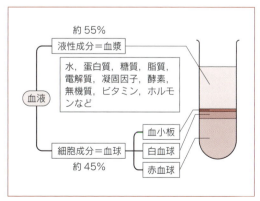

図6-1　血液の成分

素は，血液によってそれらを利用する組織に運ばれる．

(3) 老廃物の運搬

組織での代謝活動によって生じる老廃物も血液によって運び出される．窒素を含む尿素，尿酸，クレアチニンなどは主に腎臓から排泄される．胆汁酸，胆汁色素（ビリルビン），コレステロール，レシチン，脂肪酸などは肝臓から胆管を経て腸管に排出される．

(4) ホルモンの輸送

内分泌臓器でつくられたホルモンは，血液中に分泌されて標的臓器に運ばれる．ここで細胞受容体（レセプター）と結合して細胞内へ運ばれ，ホルモン作用を発揮する．

2）酸-塩基平衡

血液は酸-塩基平衡を調節してpHを7.35〜7.45に保ち，生体の代謝活動が円滑に進められやすいように内部環境を整える．

3）体液量の調節

飲水，尿排泄，皮膚や肺からの不感蒸散などによって血液量はほぼ一定に保たれ，生命活動に適した体液量に維持している．

4）体温の調節

血液は全身を循環することによって，熱が平等に行き渡るように調節している．暑いときには皮下を流れる血管から熱を放散して体温を下げ，寒いときには血管を収縮して放熱を防ぐ．

5）生体防御

白血球の成分である好中球や単球は，細菌，真菌などの病原体を貪食し殺菌して，感染から防御する．また，リンパ球は抗体を産生してウイルスを排除するなど，免疫としての役目を果たす．

6）血液凝固

外傷などで血液が大量に失われると，生命に危険が及ぶ．そうならないよう，血液には血液自体を凝固させて止血する働きがある．これによって体液の喪失を防ぎ，体内環境が保たれるようにしている．

II 造血器

血液成分のうち，血球成分をつくる臓器を，**造血器（造血器官，造血臓器）**という．造血器には，骨髄，リンパ組織，脾臓が属し，胸腺も含められる．各造血器の構造，機能は本講座「血液検査学」第1章 血液の基礎で詳しく述べ

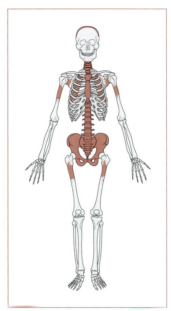

図6-2　成人の造血範囲（赤い部分）
（原図：橋本美智雄）

られており，参考にしていただきたい．

1　骨髄（bone marrow）

　赤血球，白血球，血小板を産生する臓器で，造血器の中心になる．成人では，頭蓋骨，椎骨，胸骨，肋骨，腸骨など体幹部にある骨と，上腕骨や大腿骨の近位部などの骨髄で造血が行われる（図6-2）．

　骨髄では，多能性造血幹細胞（血液幹細胞）が分化し，成熟して各血球がつくられる．つくられた血球は骨髄内の血管組織から血液中に流れ出て，全身をめぐるようになる．

2　リンパ組織（lymphoid tissue）

　リンパ組織はリンパ球系の細胞が集まって組織を形成するものである．主なものは，リンパ液が流れるリンパ管のところどころにあるリンパ節で，全身に分布している（図6-3）．消化管や気道粘膜にあるリンパ小節，扁桃，胸腺，脾臓もリンパ組織に属する．

　リンパ節には，骨髄で造血幹細胞から分化・成熟したリンパ球が分布し，免疫に関与する．

3　脾臓（spleen）

　脾臓は左横隔膜に接して，胃の左方にある．脾臓にはリンパ小節があり，リンパ球が多く分布して免疫に関与する（図6-4）．また，マクロファージが多く含まれ，細菌や異物の処理，老朽化した赤血球を貪食する作用がある．

> **脾臓での造血**
> マウスなどげっ歯類では，脾臓で血球が産生される．ヒトでも，胎児のときや，骨髄線維症などで骨髄での造血が行われなくなると，脾臓での血球産生が起こる（髄外造血）．

> **脾臓摘出**
> 外傷や手術で脾臓を摘出しても，成人ではほとんど影響がないとされる．ただし，脾臓を摘出した場合は，細菌感染症，とくに肺炎球菌感染症が重篤化することもあり，肺炎球菌ワクチンの接種が薦められる．

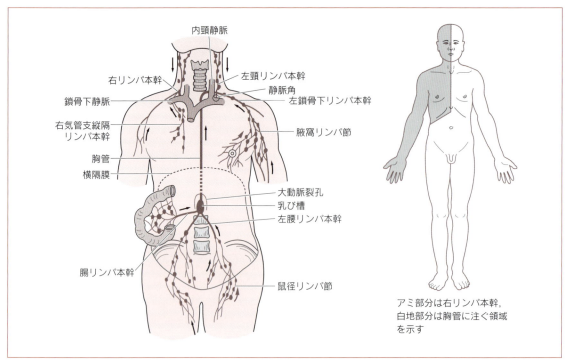

図 6-3 全身のリンパ系の模式図

（佐藤健次：臨床検査学講座 解剖学．第 2 版，医歯薬出版，2005．）

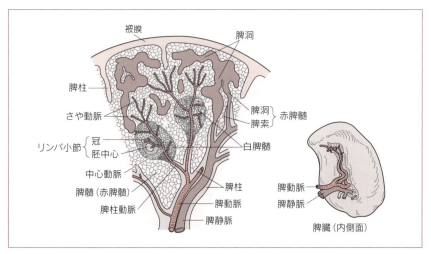

図 6-4 脾臓の構造

（佐藤健次：臨床検査学講座 解剖学．第 2 版，医歯薬出版，2005．）

4 胸腺 (thymus)

胸腺は胸骨の後方で，心臓の上部の前縦隔内にある（**図 6-5**）．胸腺には，上皮細胞，マクロファージ，樹状細胞などが網目をなしており，Tリンパ球と接することによってTリンパ球の分化・成熟を誘導している．

> **胸腺の年齢による変化**
> 胸腺は小児期に発達し，思春期以降は退化して脂肪組織に変化する．

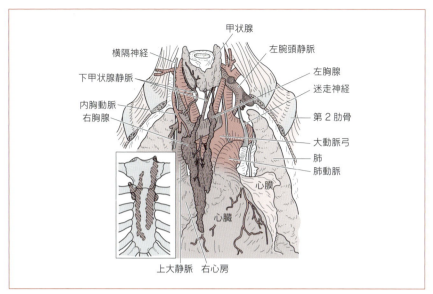

図 6-5　胸腺　　　　　(佐藤健次・臨床検査学講座 解剖学, 第 2 版, 医歯薬出版, 2006.)

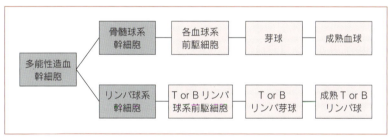

図 6-6　血球の分化

III 血球成分

1 血球の分化・成熟

　血球は骨の内部にある網状構造をした**骨髄**でつくられ，成熟してから血液中に流れ出る．血球を産生している骨髄は赤く，赤色骨髄（造血髄）とよばれる．胎生後期から幼小児期にはほぼ全身の骨髄で造血が行われるが，成長するとともに骨髄は次第に脂肪組織で置き換えられて黄色骨髄（脂肪髄）となる．

　赤血球，白血球，血小板は，形態，機能ともにそれぞれ異なっているが，共通の祖先である**多能性造血幹細胞**からつくられる（図 6-6）．

　多能性造血幹細胞は，骨髄の中で分化して骨髄球系とリンパ球系幹細胞となり，造血因子や骨髄内の間質細胞の影響を受けて分化・成熟する．

　骨髄球系幹細胞からは，赤血球系前駆細胞，顆粒球・単球系前駆細胞，巨核球系前駆細胞がつくられ，それぞれ，赤血球，顆粒球・単球，血小板へと分化・成熟する．

　リンパ球系幹細胞からは，T リンパ球系前駆細胞，B リンパ球系前駆細胞に分化してそれぞれ T リンパ球（T 細胞），B リンパ球（B 細胞）となり，T リ

胎児期の造血

胎児期には，初期は卵黄嚢で血球がつくられ，やがて脾臓，肝臓でつくられるようになる．胎生後期からは骨髄で血球がつくられるようになり，出生後は骨髄でのみ血球がつくられる．

造血因子

赤血球系への分化・成熟にはエリスロポエチン，顆粒球・単球系への分化・成熟にはコロニー刺激因子，巨核球・血小板系への分化・成熟にはトロンボポエチンなどが作用する．

ンパ球は胸腺に移動して成熟する．

　機能を果たし寿命がつきた血球は，脾臓などで破壊される．健康な状態では血球の産生と破壊はバランスがとれており，血液中の血球数はほぼ一定の状態に保たれる．

2　赤血球

　赤血球は直径約7〜8μmの円形をした細胞で，中央部が凹んだドーナツのような形態をしている．細胞ではあるが核はなく，寿命は約120日である．

　赤血球内には，中心部に鉄をもつヘムと蛋白成分のグロビンから構成された赤色の色素蛋白である**ヘモグロビン**がある．ヘモグロビンは赤血球の乾燥重量の約90％を占め，肺で酸素を結合して全身の組織へ運搬する役目を担っている．

　赤血球数は血液1μLあたり，成人男性で約500万個，成人女性で約450万個ほどである．老朽化した赤血球は脾臓のマクロファージなどに貪食され破壊される．この際，ヘモグロビンは赤血球の外に出て，グロビンとヘムに分解される．ヘムは，鉄と緑色のビリベルジンに分かれ，ビリベルジンは黄色のビリルビンに変化する．

　この**ビリルビン**は脂溶性で，間接ビリルビン（非抱合型ビリルビン）とよばれ，アルブミンと結合して血中を運ばれ，肝臓でグルクロン酸抱合を受ける．そして水溶性の直接ビリルビン（抱合型ビリルビン）となって胆汁中に含まれ，腸管へと排出される（図6-7）．

> **赤血球の産生**
> 赤血球の寿命は約120日であるため，日々新しくつくられている．骨髄では赤血球が毎日約$2×10^{11}$個つくられる．

3　白血球

　白血球は成人では血液1μLあたり約4,000〜9,000個である．Giemsa染色などで血液を染色すると，細胞の大きさ，顆粒の染まり方，核の大きさや形などから，白血球は好中球，好酸球，好塩基球，リンパ球，単球の5分画に分けられる（図6-8）．

　好中球は白血球の半数以上を占め，直径が12〜15μm程度の大きさの細胞である．核は分葉している分葉核球が多いが，分葉していない桿状核球も数％ある．細胞質には，Giemsa染色などで中性好性に染まる顆粒が散在する．好中球には活発な運動能，走化性，貪食能があり，外部から侵入した細菌や異物を処理し排除する．

　好酸球は直径13〜17μmほどの大きさで，Giemsa染色で酸好性に染まる．寄生虫を殺傷するなどの作用があり，免疫反応に関与する．アレルギー疾患や寄生虫症で増える．

　好塩基球は直径10〜15μmほどの大きさで，アレルギー反応によってヘパリンやヒスタミンなどの生理活性物質を出す．

　リンパ球は血液を循環するだけでなく，全身のリンパ節，胸腺，脾臓，リンパ液などにも多く存在する．大きさは直径が6〜9μm程度の小リンパ球から，

> **桿状核球**
> 桿状核球は好中球が成熟する過程で，分葉核球よりも未成熟な好中球である．健常人では桿状核球は数％しかないが，重症感染症や中毒では，白血球数が増加するとともに桿状核球や，さらに未成熟な後骨髄球や骨髄球なども出現する．この状態は慢性骨髄性白血病の血液所見に類似するため，類白血病反応とよばれる．

> **好中球の顆粒**
> 顆粒の中にはペルオキシダーゼなどの酵素が含まれ，殺菌などを行うのに重要な役目を果たす．

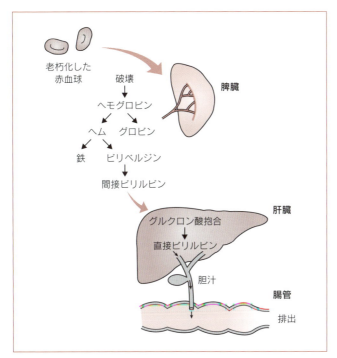

図6-7 赤血球の破壊とビリルビン生成

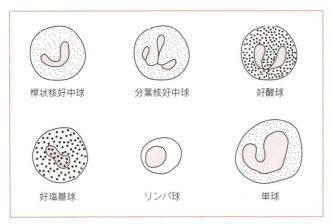

図6-8 白血球

9〜15μmの大リンパ球までさまざまである．リンパ球は，形質細胞に分化し免疫グロブリンを産生して液性（体液性）免疫を担当する**Bリンパ球**（B細胞）と，細胞性免疫を担当する**Tリンパ球**（T細胞）に分けられ，免疫反応の主役を演じる．

単球は直径が13〜22μmほどの大きな白血球で，活発な貪食能があり，細菌や異物を処理する．血管から組織へ遊走し，組織で大型のマクロファージに変化して免疫や炎症反応に関与する．

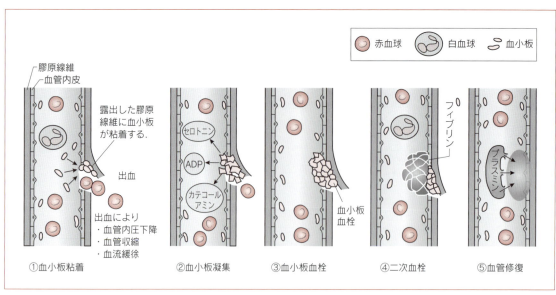

図 6-9　止血の仕組み

4　血小板

血小板は直径 2〜4 μm ほどの円形もしくは楕円状の小さな細胞で，核はない．骨髄にある巨核球の細胞質からつくられて，血液中に放出される．寿命は 8〜12 日（平均約 10 日）程度で，血液 1 μL あたり 15〜35 万個ある．血管が傷つき出血した場合に，血小板はセロトニン，ADP，カテコールアミンなどの化学物質を放出し，血栓を形成して血管の傷をふさいで止血を行う．

IV　止血

外傷などで血管が傷つくと，血管内を流れている血液が血管外に漏れ出す．この現象が出血である．大量の失血によって生命に危険が及ばないように，生体内では出血を止めるべく**止血**が行われる（図 6-9）．

出血が起こると，まずは血管が収縮して血流を減らす．次いで傷ついた部分で露呈した結合組織（膠原線維）に血小板が粘着する．粘着した血小板からは ADP などが放出され，血小板どうしが結合して凝集する．こうして**血小板血栓（一次血栓）**が形成され，血管の欠損部位をふさぐ．

一方，血漿中にある**凝固因子**が次々と活性化され，最終的にはフィブリノゲンが線維状のフィブリンになる（図 6-10）．血小板血栓はもろくてはがれやすく，これにフィブリンが網目状に絡みつくようにして強固な**二次血栓**となる．これにより，傷口がしっかりと固められ止血される．

止血が完了すると，血管の損傷部位は修復が進む．血管が修復されて必要のなくなった血栓は，血漿中のプラスミンによって溶かされ，除去される．この現象を**フィブリン溶解現象（線維素溶解現象，略して線溶）**という．

血小板
止血に重要であるが，動脈硬化症では血管内皮細胞に血栓を形成し，血流をとざして心筋梗塞や脳梗塞の引き金になることもある．

血小板寿命
赤血球に比べて血小板の寿命は短い．このため血小板輸血は供血者から採血したあと，すみやかに輸血する必要がある．

凝固因子
血漿中にはⅠ〜ⅩⅢ因子（Ⅵ因子は欠番）がある．血管外の異物に接触することによりⅩⅡ因子が活性化されて起こる内因系と，組織から出る組織因子が引き金となる外因系凝固反応が起こり，最終的には共通経路としてプロトロンビンからできるトロンビンがフィブリノゲンを活性化してフィブリンをつくる．

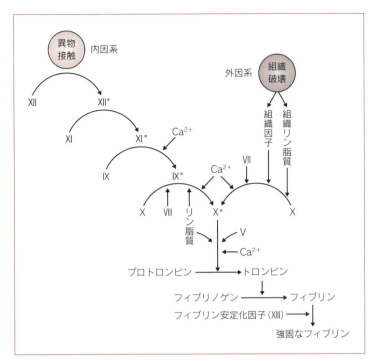

図 6-10　血液凝固
ローマ数字は凝固因子，＊印は活性化された凝固因子である．

Ⅴ 免疫

　ヒトは，細菌，真菌，ウイルス，化学物質など，有害な物質に囲まれている．これらから身を守るため，皮膚や粘膜がバリアとなり，汗，粘液などで洗い流したり殺菌するなどにより，外界からの異物侵入を防いでいる．

　生体を防御する**免疫**には，生まれつき備わっている自然免疫（先天性免疫）と，ウイルスなどの侵入によって発現する獲得免疫（後天性免疫）がある．獲得免疫は，一度体内に侵入した異物を排除し，二度と同じ病気にかからないための仕組みである．免疫には，大きく分けて液性（体液性）免疫と細胞性免疫がある（図6-11）．

1 液性免疫

　ウイルス，細菌などの異物蛋白（抗原）が生体内に侵入すると，それらはマクロファージに貪食される．抗原を貪食したマクロファージは抗原をリンパ組織に運び，**Bリンパ球**を活性化する．活性化したBリンパ球は形質細胞へと成熟し，抗原に特異的な抗体となる免疫グロブリンを産生して分泌し，抗体が抗原を中和する．

2 細胞性免疫

　抗体が関与しない免疫で，主に**Tリンパ球**が担当する．Tリンパ球は，ほ

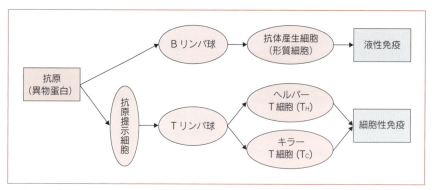

図 6-11　免疫反応

かのリンパ球を活性化するヘルパー T 細胞（T_H）と，標的細胞を破壊するキラー T 細胞（細胞傷害性 T 細胞：T_C）に分けられる．

T_H 細胞は，抗原となる異物蛋白を結合した抗原提示細胞によって活性化され，インターフェロンを産生してウイルスなどを攻撃する．T_C 細胞は，ウイルス感染細胞を直接攻撃して破壊する．

3　自然免疫

自然免疫はマクロファージ，好中球，ナチュラルキラー（NK）細胞などが主役となって抗原を排除する仕組みである．ナチュラルキラー細胞は細胞傷害性リンパ球の一種で，腫瘍細胞やウイルス感染細胞などを傷害し排除する作用がある．形態的な特徴から大型顆粒リンパ球とよばれることもある．

4　アレルギー

免疫は本来は外界から侵入した異物を排除して生体防御を行うが，抗原抗体反応が結果的に生体組織に悪影響を及ぼすことがあり，その反応をアレルギー反応という．

アレルギーでは，アレルギー反応を起こすきっかけとなるアレルゲンに対して**免疫グロブリン E**（IgE）がつくられる．そしてアレルゲンと結合した IgE は，組織にある肥満細胞からヒスタミンなどの化学物質を遊離させ，くしゃみ，流涙，皮膚発疹（蕁麻疹），気管支収縮（気管支喘息）などの反応を起こす．ひどい場合には血圧を低下させて生命に危険が及ぶこともあり，アナフィラキシーショックという．

VI　血液型

ヒトの血液型を分類するには，50 を超える方式がある．主な血液型には ABO 型，Rh 型，MN 型などがあり，これらは輸血や個人識別などに重要である．ここでは **ABO 血液型**について述べる．

抗原提示細胞
抗原となる蛋白質を結合して T リンパ球に提示する細胞で，樹状細胞，単球／マクロファージ，B リンパ球などがある．樹状細胞は，皮膚，鼻腔，肺，胃，腸管などに存在し，周囲に突起を伸ばした形状である．

ナチュラルキラー細胞
過去に感作されていない細胞を殺すことから，生まれつき（natural）細胞傷害性細胞（killer cell）とよばれる．

肥満細胞
粘膜下組織や結合組織などにあり，細胞質に粗大な好塩基性顆粒をもつ細胞である．炎症や免疫反応などの生体防御機構に関与する．

その他の血液型
本講座「免疫検査学／輸血・移植検査学」を参照のこと．

表 6-1　ABO 血液型

血液型	血球中の凝集原（抗原）	血清中の凝集素（抗体）	凝集反応 A型血清と	凝集反応 B型血清と
A 型	A	β（抗 B）	−	+
B 型	B	α（抗 A）	+	−
AB 型	A と B	なし	+	+
O 型	なし	α, β（抗 A，抗 B）	−	−

　ABO 血液型では，赤血球表面に A 型抗原（凝集原）をもつものを A 型，B 型抗原をもつものを B 型，両者をもつものを AB 型，両者とももたないものを O 型とする．

　A 型抗原と結合して赤血球を凝集させる抗 A 抗体（凝集素）は，A 型と AB 型以外（B 型と O 型）のヒトの血清中にあり，B 型抗原に対する抗 B 抗体は B 型と AB 型以外（A 型と O 型）のヒトの血清中にある（**表 6-1**）．

　異なる血液型の赤血球と血清を混和した場合，すなわち抗 B 抗体をもつ A 型のヒトの血清と B 型あるいは AB 型の赤血球，または抗 A 抗体をもつ B 型のヒトの血清と A 型あるいは AB 型の赤血球は抗原抗体反応によって凝集する．O 型のヒトの赤血球は，A 型と B 型のいずれの血清とも凝集しない．

ABO 血液型
日本人では A 型が約 38%，O 型が約 31%，B 型が約 22%，AB 型が約 9% である．人種によってその比率は異なり，アメリカ白人では O 型が約 45%，A 型が約 40%，B 型が約 11%，AB 型が約 4% である．

O 型
O 型の O は，ドイツ語の ohne（ない）に由来する．

第7章 神経系

I 神経組織

1 ニューロン

　神経系を構成する細胞で重要なのは**神経細胞（ニューロン）**である．神経細胞は，核を有する細胞体から**樹状突起**といわれる多数の突起が出ている．そのうちの1本は細長い神経線維であり，**軸索**といわれる（図1-4, p.5参照）．

　中枢神経系では乏突起膠細胞，末梢神経系ではシュワン細胞の細胞質が軸索を幾重にも取り巻き**髄鞘**を形成する．髄鞘がある神経線維を有髄神経線維，ない線維を無髄神経線維という．有髄神経線維の髄鞘は約2mm間隔で髄鞘のない部分があり，この部分を**ランヴィエの絞輪**という（図7-1）．髄鞘は電気抵抗が非常に高く，局所電流は髄鞘部分を避けてランヴィエの絞輪部を飛ぶように伝導していく．これを**跳躍伝導**といい，有髄神経線維は無髄神経線維より伝導速度が速い．

> **軸索再生**
> 末梢神経では軸索が切断された場合再生されるが，中枢神経では回復はむずかしい．シュワン細胞は損傷の刺激で増殖・活性化し，神経再生を促す．

2 神経線維の種類

　生理的状態での中枢神経系からの伝導は，末梢の効果器（筋，唾液腺など）に伝えられる．この神経を**遠心性神経（運動神経・自律神経）**といい，感覚器官から中枢神経系へ伝導する神経を**求心性神経（感覚神経）**という．

　神経線維の分類には2種類ある．それぞれの分類法によって独自の名称がつけられており，一般に混在して使われている（表7-1）．

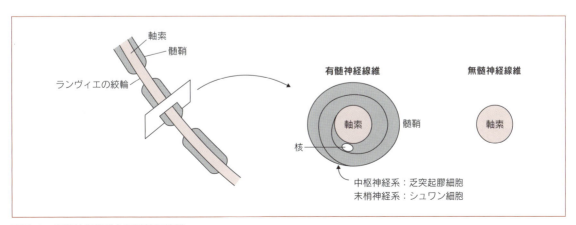

図7-1　有髄神経線維と無髄神経線維

表 7-1 神経線維の種類

分類	直径（μm）	伝導速度（m/s）	髄鞘	分類（感覚神経）	機能
Aα	10～20	60～120	+	—	体性運動
				Ia	体性感覚（筋紡錘）
				Ib	体性感覚（腱紡錘）
Aβ	8～10	30～80	+	II	体性感覚（皮膚触圧覚）
Aγ	2～8	15～30	+	—	体性運動
Aδ	1.5～3	6～30	+	III	体性感覚（冷，鋭い痛覚）
B	1～3	3～15	+	—	交感神経・副交感神経の節前線維
C	0.2～1	0.3～2	−	IV	体性感覚（温，鈍い痛覚）

1つ目の分類方法では，**伝導速度の速い順にA，B，Cの3種類**に分けられる．有髄神経は直径に比例し，無髄神経は直径の平方根に比例する．したがって，A，B，Cの順に太い．

A線維は有髄で，運動および感覚に関する信号を伝える．A線維はさらにα，β，γ，δに分けられる．遠心性神経には骨格筋に向かう速度の速いAαと，骨格筋の筋紡錘に向かう速度の遅いAγの2種類がある．B線維は有髄で，自律神経節前線維である．C線維は無髄で，痛覚，温度覚などの皮膚感覚の一部を伝え，そのほか，自律神経節後線維ともなっている．電気刺激に対する閾値はAが最も低く，Bはそれに次ぎ，Cが最も高い．圧迫には太いほうが敏感であるが，麻酔剤は細いほうに速く効く．酸素不足に対してはAが最も弱く，Cは抵抗が強い．

一方，求心性神経は，その太さによってI～IVに分類される．Iは発信元の受容器の違いにより，IaとIbに分けられる．Ia：筋紡錘，Ib：腱紡錘，II：触・圧受容器，III：冷・痛受容器，IV：温・痛受容器と分類される．

A，B，Cの分類は主に遠心性神経に用い，**I～IVの分類は主に求心性神経**に用いられる．

> **神経伝導速度**
> 運動神経伝導速度は最速で120m/sであるから，時速432kmである．脳から足の先まで120cmとすると神経線維の興奮は0.01秒で到達する．

> **鈍い痛覚**
> 足をぶつけたときに後から鈍い痛みを感じるのは，伝導速度の遅いIV型線維が担っているからである．

3 グリア細胞

脳の細胞のうち，ニューロン以外のものとしてグリア細胞がある．その数はニューロンの5倍以上といわれる．グリア細胞には，星状膠細胞，乏突起膠細胞，ミクログリアの3種類がある．

> **グリア細胞の役割**
> 脳の恒常性を維持する細胞と考えられていたが，近年，より積極的に脳機能に関係していることがわかってきた．

II 神経の生理の基礎

1 膜電位

細胞膜をはさんで存在する電位差を**膜電位**という．細胞の内と外で電荷をもつイオン分布の差が膜電位をもたらす．細胞内にはK^+が多く，細胞外にはNa^+が多い（図7-2）．細胞の電気現象にかかわる電位変化は膜電位の変化を

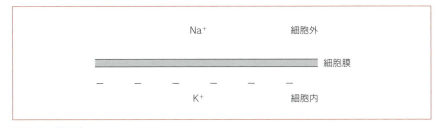

図7-2　膜電位

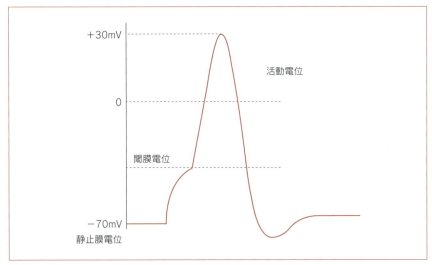

図7-3　活動電位

指す．静止状態の神経細胞膜の膜電位は内側がマイナスである．この静止膜電位は，細胞膜がK$^+$に対して透過性を有するために生じる．静止状態では膜のK$^+$チャネルが開いており，K$^+$は濃度の高い細胞内から細胞外へ拡散する．一方，陽性電荷をもつK$^+$が細胞外へ出ていくと，細胞膜の内側は陰性に帯電し流出するK$^+$を引き止める電気的力を発生する．静止膜電位は濃度勾配に従ってK$^+$を流出させる力と，電位勾配に従ってそれを引き止める力がつり合った状態である．この非興奮様態の神経細胞がもつ膜電位は−70 mV程度である．

2　活動電位

　膜電位が刺激により0 mVに近づくことを**脱分極**という．脱分極により膜電位があるレベルに達すると，膜電位は急激にプラスの方向に変化し，その後素早く静止膜電位レベルに戻る．このスパイク状の電位変化を**活動電位**という（図7-3）．活動電位は神経細胞から軸索が出るところで発生する．活動電位をきたすレベルの電位を**閾膜電位**（−60〜−50 mV）という．活動電位の持続時間は1〜2ミリ秒で，ピーク時の膜電位は＋30 mV程度である．閾膜電位に達しなければ，脱分極後に刺激が止めばすみやかに静止膜電位に戻る．

跳躍伝導

活動電位はランヴィエの絞輪の部分で発生し，とびとびに伝導することになるため，有髄神経線維では無髄神経線維と比較して伝導速度が速い．

活動電位が生じる仕組みには，細胞膜内外の Na^+ と K^+ の動きが関係している．Na^+ 透過性の急激な増加により細胞内に Na^+ が流入し，膜電位を一気にプラスの値まで引き上げる．その後，Na^+ 透過性の減少と K^+ 透過性の増加により，K^+ が細胞外に流出して膜電位を急速に静止状態に引き戻す．

一方，膜電位が通常の静止膜電位よりもさらに低くなることを**過分極**といい，活動電位の発生を抑える働きがある．

3 all or none の法則（全か無かの法則）

閾膜電位以上の刺激であれば，活動電位の大きさは刺激の強度にかかわらず一定である．また，活動電位は生じるか生じないか，その大きさはフルサイズか0かのどちらかである．

4 不応期

活動電位の発生中および直後に強い刺激が加えられても活動電位は発生しない．この期間を**不応期**という．神経線維を活動電位が伝わるとき，逆戻りせずに軸索末端へ伝播するのは不応期があるためである．最も不応期の短い神経細胞では，活動電位の最大頻度は1秒あたり1,000回（1 kHz）程度である．

5 刺激と興奮

神経細胞は筋細胞とともに**興奮性細胞**といわれ，電気信号を発生させる能力をもつ．電気信号を発生させることを細胞の興奮という．興奮の本体は活動電位である．神経細胞が発生する活動電位とこれにより生じる電気信号は脳活動の根源になる．

興奮を生じさせるために機械的に直流電流刺激を神経細胞に加えた場合，刺激の要素として刺激の強さと持続時間が関係する．短時間の強い刺激によっても，長時間の弱い刺激によっても，興奮を起こすことができる．刺激強度と刺激時間の関係を示した**強さ-期間曲線**において，直流電流を十分長い時間通電した場合に興奮が起こる電流（刺激）の強さを**基電流**といい，基電流に対する最小必要時間を**主利用時**という（図7-4）．

基電流の2倍の強さの電流で興奮が起こる時間を**時値（クロナキシー）**といい，組織の興奮性や反応速度の指標として用いられる．

6 興奮伝導

細胞膜が興奮すると，膜電位の極性が逆転し，内側が一過性にプラスに転じる（活動電位）．このとき，興奮している局所に隣接する未興奮部から電流が流入する．この局所電流により，未興奮部の膜電位が減少し，興奮が引き起こされる．このようにして隣接する未興奮部が両方向性に次々と興奮を伝える．これを**興奮伝導**という（図7-5）．

 時値の応用
時値の小さいものほど興奮性が高い．生理機能検査の誘発筋電図では，時値を神経や筋の機能的判定の指標としている．

 運動神経伝導速度の計測法
運動神経伝導速度は，運動神経を近位と遠位の2カ所で経皮的に電気刺激し誘発筋電図を記録する．

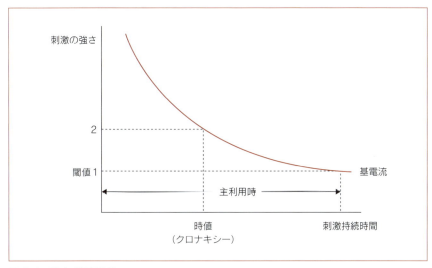

図7-4 強さ-期間曲線

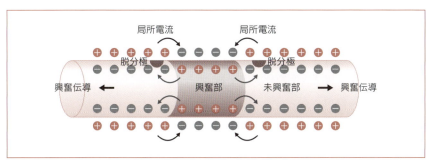

図7-5 興奮伝導

III シナプス

　細胞から別の細胞へ情報が伝達される場所が**シナプス**である．神経細胞体から伸びる軸索の末端は，髄鞘を失い無髄となり，枝分かれしてほかの神経細胞の細胞体または樹状突起とシナプスを形成する．また，神経細胞はほかの多数の神経細胞の軸索を受け，細胞体や樹状突起において多数のシナプスをつくっている．

　情報は化学伝達物質を介して伝達（**化学的シナプス**）される場合と電気的に伝達（**電気的シナプス**）される場合がある．

1 化学的シナプス（図7-6）

　シナプス前細胞の膜とシナプス後細胞の膜の間には20 nmほどの隙間があり，**シナプス間隙**とよばれる．情報の伝達はシナプス前終末から放出された神経伝達物質がシナプス後膜の受容体に結合することによって成立する．伝達物質の違いにより，興奮を伝達するものと抑制するものがある．

> **シナプス**
> 化学的シナプスは電気的シナプスより広範にみられ，一般にシナプスとだけいわれるときは化学的シナプスを指すことが多い．

> **シナプス前細胞とシナプス後細胞**
> 軸索と細胞体（樹状突起）がシナプスを形成しているとき，軸索側の細胞をシナプス前細胞，細胞体（樹状突起）側の細胞をシナプス後細胞という．

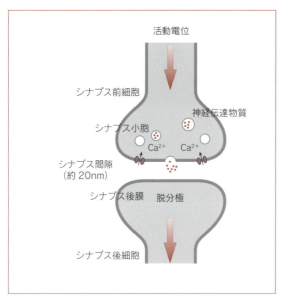

図 7-6 化学的シナプス

　シナプス前線維の末端に活動電位が到着して，脱分極が生じると Ca^{2+} が細胞外から末端部の膜内へ流入する．これを引き金として神経伝達物質を含むシナプス小胞が膜にくっつき，伝達物質をシナプス間隙に放出する．

　シナプス伝達の特徴には次のようなものがある．

1）一方向性伝達

　興奮はシナプス前ニューロンからシナプス後ニューロンへと伝達し，その逆に伝わることはない．

2）シナプス遅延

　化学伝達物質がシナプス後細胞の膜に作用する時間を要するため，伝達に時間を要する（0.5〜1 ミリ秒）．

3）易疲労性

　伝達物質の消費に対して合成能力が遅いので疲労しやすい．

4）反復刺激後増強

　シナプスは頻繁に使用されるほど伝達が行われやすくなる．
　化学的シナプスは，**興奮性シナプス**，**抑制性シナプス**（シナプス後抑制ともよばれる），**シナプス前抑制**の 3 つに分けられる．興奮性シナプスは，シナプス前細胞の活動電位がシナプス後細胞の脱分極を促す．抑制性シナプスは，シナプス前細胞の活動電位がシナプス後細胞の過分極を促す．シナプス前抑制は，抑制性シナプスが興奮性シナプスのシナプス前終末に働き，興奮性シナ

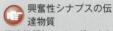
興奮性シナプスの伝達物質
伝達物質として，グルタミン酸が有名である．

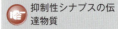
抑制性シナプスの伝達物質
伝達物質として，GABA やグリシンが有名である．

GABA：γ-aminobutyric acid，ガンマ－アミノ酪酸

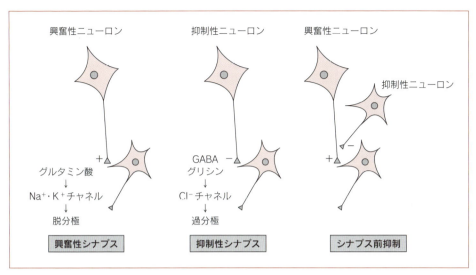

図 7-7　化学的シナプスの種類

プスから放出される伝達物質の量を抑えることにより抑制をかける．いずれの場合も，作用を規定するのはシナプス後膜上に存在する神経伝達物質特異的な受容体である．この受容体は同時にイオンチャネルでもある．Na^+，K^+，Cl^-，および Ca^{2+} チャネルのいずれがどの程度活性化されるかにより膜電位の変化が決まる．グルタミン酸は Na^+，K^+ を通すチャネルを開き脱分極を誘発，GABA とグリシンは Cl^- を通すチャネルを開き過分極を誘発する（**図 7-7**）．

2　電気的シナプス

ギャップ結合といわれる細胞間の抵抗の低い場所を介して，興奮性細胞から隣の細胞へ電流を流す．シナプス遅延は 0.2 ミリ秒以内である．

3　シナプス伝達の生理的意義

シナプス後細胞では，受け取った興奮性シナプス電位と抑制性シナプス電位が細胞体まで伝わり，**軸索小丘**で統合され，最終的に活動電位が発生するかどうかが決まる．この影響の相互作用を**神経統合**とよぶ．

ニューロンの軸索は枝分かれして多数の終末を形成するが，同じニューロンに属する終末がつくるシナプスは同じ作用を有する．標的となるニューロンに興奮作用を示すものを**興奮性ニューロン**，抑制作用を示すものを**抑制性ニューロン**とよぶ．ここで重要なのは，神経細胞同士の結合は 1 対 1 とはかぎらず，1 対多，多対 1 であることがほとんどということである．1 つの神経細胞が多くの神経細胞に投射することを**発散**といい，多くの神経細胞から 1 つの神経細胞が投射を受けることを**収束**という．実際には，多対多の投射が演算されて神経回路が形成されている．

神経系は外界の刺激などによって常に機能的，構造的な変化を起こしてお

軸索小丘
活動電位が発生する軸索の起始部を指す．

投射
特定部位の神経細胞群が他の部位の神経細胞群にシナプスをつくること．

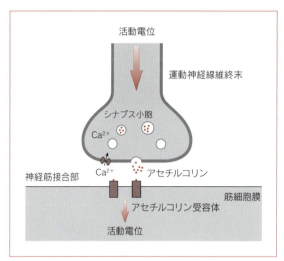

図7-8　神経筋接合部

り，この性質を**可塑性**とよんでいる．シナプス可塑性は，神経回路が物理的・生理的に，その性質を変化させることのできる能力のことで，アポトーシスによるニューロンの減少と発芽によるシナプス接合部の増加という物理的な変化と，長期増強によって伝達が行われやすくなるという生理的な変化がその主なものである．記憶や学習に重要な役割をもつと考えられている．

4　神経筋接合部

運動神経が骨格筋に接合する部を**神経筋接合部**という．神経筋接合部では，**終板**とよばれる興奮性シナプスが形成され，筋収縮を引き起こす神経伝達が行われる．運動神経線維終末に活動電位が到着すると，運動神経線維終末にCa^{2+}が流入する．これを引き金として，脊椎動物の神経筋接合部では，神経終末から**アセチルコリン**が放出され，筋肉細胞に存在する受容体に受け取られる（図7-8）．この受容体チャネルはNa^+，K^+を通す．これにより，筋肉細胞に脱分極が引き起こされ，活動電位が発生し，筋収縮が引き起こされる．なお，余分なアセチルコリンは**コリンエステラーゼ**により分解され，節前部に再吸収される．

Ⅳ　中枢神経

神経系は**中枢神経系**と**末梢神経系**に分けられる．中枢神経系は脳および脊髄で構成され，脳は大脳，間脳，脳幹，小脳に分けられる．脳は**脳脊髄液（髄液）**に満たされている．髄液は両側の側脳室，第3・第4脳室にある脈絡叢で生産され，第4脳室のルシュカ孔とマジャンディ孔からくも膜下腔に出る．髄液は脳表，脊髄くも膜下腔をめぐり，最終的にくも膜顆粒から静脈洞へと吸収される．

長期増強
シナプス伝達が長期間にわたり高頻度に行われると，伝達効率が高まること．

記憶のしくみ
記憶には短期記憶と長期記憶があるが，短期記憶は主にシナプスでの伝達効率の変化により，長期記憶はシナプス結合の数や形態の変化により達せられると考えられる．

ふぐ毒による麻痺
ふぐ毒（テトロドトキシン）は電位依存性Na^+チャネルを抑制することで，活動電位の発生と伝導を抑制する．そのため，ふぐ毒の摂取による主な症状は麻痺である．

重症筋無力症
重症筋無力症は抗アセチルコリン受容体抗体が産生される病気で，筋肉細胞に刺激が伝達されなくなるため，筋肉が動かしにくくなる．

脳の神経細胞
成人では，神経細胞は大脳皮質に140億個，小脳に1,000億個程度存在するといわれている．

髄液
髄液の総量は130mL，1日の産生量は500mL程度で，1日のうちで3～4回入れ替わる．

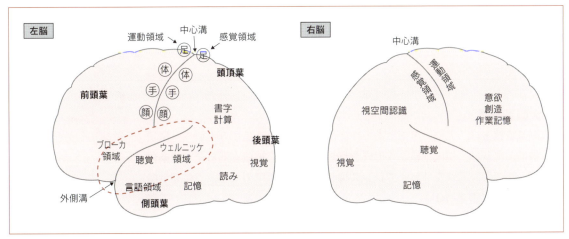

図7-9 大脳皮質機能局在

1 大脳の働きと機能の局在

　大脳は左右の半球からなり，表面には，溝（**脳溝**）と，溝と溝の間の部分（**脳回**）がある．2つの半球は，**脳梁**とよばれる神経線維でつながっている．大脳は前頭葉，側頭葉，頭頂葉，後頭葉に分けられ，前頭葉と頭頂葉の境界は中心溝，前頭葉と側頭葉の境界は外側溝（シルビウス裂）である．大脳の機能は一定の部位にある程度まとまって配置され，分業体制になっている．これを**機能局在**という．運動と体性感覚の経路はともに左右が交叉するため，左脳半球は右半身からの情報を受け入れて運動活動を調節し，右脳半球は左半身を調節する．左脳は言語の理解，発語，読み書きの能力，計算に関与し，右脳は視空間認知，論理選択に関与している（図7-9）．

1）前頭葉

　中心溝より前方に存在し，社会脳といわれ**高次脳機能**を司っている．中心溝のすぐ前方（中心前回）に**運動野**がある．支配領域は正中から順に下肢，体幹，上肢，顔の順に並んでいる．運動野からの線維は延髄部で交叉するため交叉性支配となる．前頭前野では思考，判断，創造，意欲，情操，感情理解，作業記憶を担う．左半球の前頭葉では発語をコントロールする．

2）側頭葉

　内側に海馬があり，記憶を担う．左半球では言語の理解を担う．

3）頭頂葉

　中心溝のすぐ後方（中心後回）に**体性感覚野**があり，皮膚感覚を担う．支配領域は運動領域と同様，正中から順に下肢，体幹，上肢，顔の順に並んでいる．末梢から伝わる知覚を統合・分析する．末梢からの知覚情報は感覚野に至るまでに交叉するため交叉性支配となる．身体の位置などに関する空間認識，

前頭葉の障害
障害により運動機能低下，運動性失語，集中力低下が現れる．

側頭葉の障害
障害により感覚性失語，記憶障害などが現れる．

頭頂葉の障害
障害により感覚障害，構成失行が現れる．優位半球（一般に右利きの人は左側半球）では，ゲルストマン症候群（手指失認，左右失認，失書，失算）などが現れる．右頭頂葉障害で半側空間無視が生じる．

構成失行
物を形作ることが上手くできなくなる症状である．たとえば，立方体やひし形などの図形がうまく書けなくなったり，絵が下手になったりする．

ゲルストマン症候群
指定された指を示せない手指失認が特徴的で，左右がわからない左右失認，字を書くことができない失書，計算ができない失算を伴う．

時間認識を担う.

4）後頭葉
視覚を担う.

5）大脳基底核
大脳基底核とは，大脳の深部にある神経核（灰白質）の集まりをいう．尾状核，被殻，淡蒼球，視床下核から形成される．尾状核と被殻をあわせて**線条体**とよび，被殻と淡蒼球をあわせて**レンズ核**とよぶ．筋の緊張など，主に運動機能を調節する（図 7-10）．

6）大脳辺縁系
大脳辺縁系とは，海馬，扁桃体，帯状回などで構成される．発生学的に古い脳（古皮質）で，動物が生きていくために必須の機能を担っている．記憶や情動の表出，自律神経活動に関与している．

7）間脳
間脳は大脳半球と中脳の間にあり，**視床**，**視床下部**，松果体から構成される．視床は感覚の情報，小脳からの情報を集め，大脳皮質へ送る中継所となっている（図 7-11）．視床下部は，自律神経系の中枢で交感神経，副交感神経を司る．また，体内の水分調節，体温，睡眠，食欲，性機能，内分泌機能などを調節する．

2　小脳の働き

小脳は，左右の小脳半球，虫部から構成される．脳幹部（中脳，橋，延髄）の後部に位置し，3対の脚部（上小脳脚，中小脳脚，下小脳脚）で脳幹とつながっている．小脳は皮質と白質からなり，さらに深部に小脳核が存在している．小脳は**平衡感覚**の中枢であり，運動機能の調節や，平衡・眼球運動の調節を司る．

3　脳幹の働き

脳幹は左右の大脳半球の尾側，小脳の腹側に存在する．**中脳**，**橋**，**延髄**で構成され，運動指令を担う遠心性の神経路，感覚情報を担う求心性の神経路が通る（図 7-11）．呼吸管理など生命維持に直接的役割を担う．また頸部より頭側の機能を司る脳神経核が脳幹に集まっている．脳幹に網目状に分布している**脳幹網様体**は，①筋の緊張や運動調節を行う，②大脳にインパルスを送って覚醒状態を保つ，という役割をしている．延髄には，呼吸中枢，心臓中枢，血管運動中枢，嚥下中枢など生命維持に重要な中枢がある．

半側空間無視
本人の自覚なく，左側半分に見えているものを無視する症状．

後頭葉の障害
障害により視野欠損が現れる．

情動
本能の欲求が充足されたときの快感，充足されないときの不快感，怒り，恐れなどのこと．

小脳の障害
障害により歩行障害，運動失調，言語障害（構音障害），小脳性振戦などが生じる．

構音障害
発音が正しくできない症状．

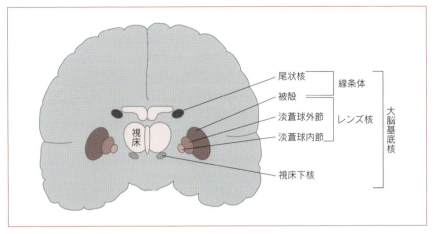

図 7-10　大脳基底核

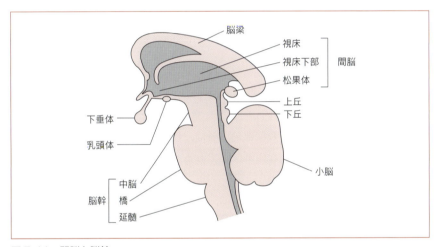

図 7-11　間脳と脳幹

4　脊髄の働き

　脊髄は脳の延髄に直結し，脊椎骨によって形成される脊椎管の中に存在する．頭側から**頸髄** 8 個（C1～8），**胸髄** 12 個（T1～12），**腰髄** 5 個（L1～5），**仙髄** 5 個（S1～5），**尾髄** 1 個（Co）の計 31 個の髄節に分けられる．脊髄から左右 31 対の脊髄神経が，体の各部分に向かっている．なお，脊椎骨は頸椎 7 個，胸椎 12 個，腰椎 5 個，仙骨 5 個，尾骨 4 個の 33 個である．

　脊髄は，白質と灰白質の 2 層に分かれている．神経細胞の集まった灰白質が中央に，神経線維の集まった白質がその外側をおおっている．脳とは逆の構造である．脊髄の**前根**（運動根または腹側根ともいう）は運動神経を担い，脳や脊髄からの命令を骨格筋などに伝える．脊髄の**後根**（感覚根または背側根ともいう）は感覚神経を担い，末梢からの感覚刺激を中枢に伝える．

　脊髄前角には骨格筋を支配する運動ニューロンがある．1 つの運動ニューロンは多数の骨格筋線維を支配している．この機能的単位を**運動単位**といい，1

> **ベル・マジャンディの法則**
> 脊髄神経の前根は運動性で，後根は感覚性であるとする法則．

> **脊髄の障害**
> 脊髄が障害されると運動障害，感覚障害が生じる可能性がある．どのような障害があるかにより，どの部分の脊髄に病変があるかを推測できる．

個の運動単位に属する筋線維は常に同時に活動する．

5　反射の機序

　反射は，刺激に対する反応として意識されることなく生じる．反射には少なくとも2つのニューロンが関与する．1つは感覚ニューロンであり，もう1つは運動ニューロンである．感覚ニューロンの神経線維は受容器から中枢神経系へ情報を運び，運動ニューロンは中枢神経系から効果器へ神経刺激を伝達する．反射には，受容器からの入力である求心路が1つのシナプスを介するだけでただちに出力のニューロンにつながる**単シナプス反射**と，複数のシナプスを介してから出力のニューロンにつながる**多シナプス反射**がある．

> **反射弓**
> 反射に際して興奮の通る経路．

1）動的伸張反射

　単シナプス反射である伸張反射の代表例が**膝蓋腱反射**である．膝蓋骨の腱をたたくと大腿四頭筋が伸展する（**図 7-12**）．
　①筋紡錘が刺激される（受容器）．
　②Ⅰa群神経線維に刺激が伝えられる（求心路）．
　③脊髄から直接，骨格筋を支配する神経細胞が刺激される（中枢）．
　④Aα神経線維が働く（遠心路）．
　⑤筋収縮を起こす（効果器）．
　この経路には脳は関与していない．膝蓋腱反射などの深部腱反射は，外から急な力がかかることで筋が損傷するのを防ぐ，生理的な防御反応である．

> **筋紡錘**
> 筋の内部にあって筋の伸びを感受する受容器．

> **脳障害と腱反射**
> 脳卒中や脳梗塞により，反射中枢より上位の錐体路が障害されると腱反射は亢進する．

> **脚気（かっけ）**
> ビタミンB₁の欠乏症である脚気では腱反射が低下する．

2）持続的伸張反射

　持続的伸張反射は，筋や腱に持続的な伸張が加わるとその筋の収縮を抑制する多シナプス反射である（**図 7-12**）．
　①ゴルジ腱器官が刺激される（受容器）．
　②Ⅰb群神経線維に刺激が伝えられる（求心路）．
　③脊髄で抑制性介在ニューロンが刺激される（中枢）．
　④Aα神経線維の働きが抑制される（遠心路）．
　⑤筋収縮を妨げる（効果器）．
　筋が一定の負荷を受けているとき筋の長さを安定に保ち，筋や腱の過剰な伸長による断裂を防ぐ目的がある．

> **ゴルジ腱器官**
> 骨格筋と腱の移行部にあり，骨格筋の張力を感受して中枢に伝える感覚器．

3）屈曲反射

　屈曲反射とは，四肢の皮膚を強く刺激したとき，その部位の屈筋が収縮する多シナプス反射をいう（**図 7-13**）．熱いものに触れたときに意識する前に手を引っ込める逃避反応である．
　①皮膚が刺激される（受容器）．
　②Ⅱ～Ⅳ群神経線維に刺激が伝えられる（求心路）．

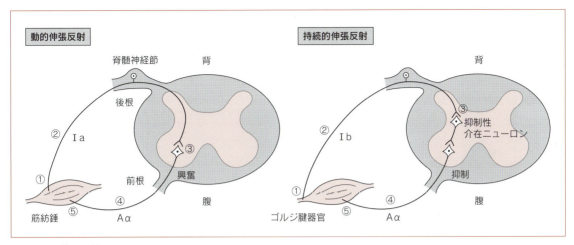

図7-12 伸張反射

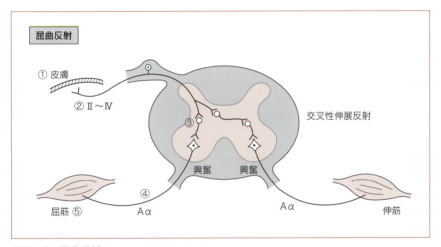

図7-13 屈曲反射

③脊髄で介在ニューロンが刺激される（中枢）．
④Aα神経線維が働く（遠心路）．
⑤筋収縮を起こす（効果器）．

屈曲反射と同時に対側の伸筋を収縮させる反射が生じ，**交叉性伸展反射**とよばれている．皮膚からの情報は，脊髄で対側の伸筋に向かう運動ニューロンを興奮させる．つまり，身体が傷害されるような刺激が与えられたときに，その同側では屈筋が，その対側では伸筋が活動する．

6 意識

脳幹には，間脳から中脳，橋，延髄の背側を貫く**脳幹網様体**がある．脳幹網様体は神経核と神経軸索が網状のネットワークになった部分であり，視床，視床下部を経て大脳皮質に影響を与え（上行性網様体賦活系，上行性覚醒系），覚醒レベルを調節している．

 意識と前障

意識の統制に前障（島皮質の内側に広がる薄い灰白質の層）が重要であるとされる．前障は大脳全体と双方向性の情報交換を行う．

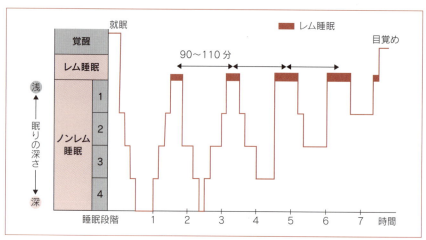

図7-14　睡眠周期

7　睡眠の生理と調節

　上行性網様体賦活系機能を抑制すると睡眠に陥る．睡眠は，心身の休息，身体の細胞レベルでの修復，記憶の再構成など，高次脳機能にも深く関与する．成人は一晩で7～8時間の睡眠を必要とする．睡眠は次のノンレム睡眠とレム睡眠を，周期90～110分で反復する（図7-14）．

> **ショートスリーパー**
> ショートスリーパーは6時間以下の睡眠で問題なく生活できる人をいう．*DEC2*，*ADRB1*という遺伝子が突然変異を起こしているとされる．

1）ノンレム睡眠

　ステージⅠからステージⅣの4段階あり，ステージが上がるほど眠りは深い．脳を休めている状態である．

2）レム睡眠

　目だけが動いている．身体の力は抜けているが脳活動は覚醒時と似ており，エネルギー消費率も覚醒時とほぼ同等である．レム睡眠中に覚醒した場合，夢の内容を覚えていることが多い．全睡眠の20～25％を占める．

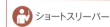
REM：rapid eye movements，急速眼球運動

8　記憶

　過去に体験したことや覚えたことを，忘れずに覚えていることを記憶という．記憶は，感覚情報を獲得するステップ（**記銘，学習**），得られた情報を変換して保存するステップ（**保持**），そして，保存された情報を呼び出してくるステップ（**想起**）の3つのステップからなり，いずれのステップが欠けても記憶は成立しない．記憶は神経のもつ柔軟性，すなわち，神経可塑性により制御されていると考えられる．とくに大脳辺縁系が記憶に関与すると考えられている．海馬の神経細胞間のシナプス結合の効率は，学習に伴い容易に変化する．記憶の分類を図7-15に示す．

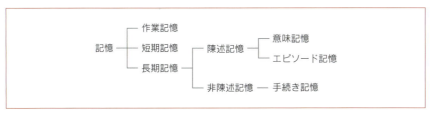

図7-15 記憶の分類

1）作業記憶（ワーキングメモリ）

20秒程度の記憶である．必要な情報を一時的に保持しつつ並列して処理を行うための記憶である．たとえば「9＋4－5」という暗算をするときに，9＋4＝13という計算結果を作業記憶に一時的に保存して，そこから5を引き算している．

2）短期記憶

数時間までの記憶である．電話帳で調べた電話番号をダイアルするまで覚える，あるいは試験前日の一夜漬けのような記憶である．短期記憶は，一時的，小容量，妨害に弱い，繰り返すことが必要などの性質をもつ．

3）長期記憶

ほぼ永久に保持される記憶を指す．長期記憶は永続性，大容量，繰り返すことが不要などの性質をもつ．長期記憶は**陳述記憶**と**手続き記憶**に代表される非陳述記憶に分けられる．

4）陳述記憶

意味記憶と**エピソード記憶**に分けられる．意味記憶は知識に相当し，たとえば，「いちご」が意味するもの（大きさ，色，形，味や，果物の一種であるという知識など）に関する記憶が相当する．同じような経験を繰り返すことによって形成され，その情報をいつ，どこで獲得したかのような付随情報の記憶は消失し，内容のみが記憶されたものと考えられる．

エピソード記憶とは，個人が経験した出来事に関する記憶で，たとえば，夏休みに誰とどこに旅行に行ったか，というような記憶に相当する．その出来事の経験そのものと，さまざまな付随情報（時間，空間的文脈，そのときの自己の身体的・心理的状態など）の両方が記憶されていることを特徴とする．

5）手続き記憶

身体が覚える技術や行動などの記憶で，たとえば箸を使う，自転車に乗る方法の記憶に相当する．同じ経験を反復することにより形成され，記憶が一旦形成されると自動的に機能し，長期間保たれる．

作業記憶の局在
作業記憶には前頭葉が重要な働きをしている．

記憶容量
作業記憶の容量には限界があり，数字なら約7個，文字なら約6個，単語なら約5個である．

海馬の障害
海馬が障害された人は，短期記憶を長期記憶に変換する機構が障害される．海馬の切除手術以前の記憶は正常であるので，脳に貯えられていた長期記憶の呼び出しも正常である．また，陳述記憶は障害されるが，非陳述記憶（手続き記憶）は正常である．非陳述記憶には小脳が重要である．

表 7-2　脳神経

名称	番号	機能
嗅神経	I	嗅覚
視神経	II	視覚
動眼神経	III	眼球運動，瞳孔の調節（副交感神経）
滑車神経	IV	眼球運動
三叉神経	V	咀嚼筋，頭部感覚，顔面の血管や汗腺の自律機能（副交感神経）
外転神経	VI	眼球運動
顔面神経	VII	顔面表情筋，涙腺・唾液腺（副交感神経），味覚，内臓感覚
内耳神経	VIII	聴覚，平衡感覚
舌咽神経	IX	嚥下運動，唾液腺（副交感神経），味覚，内臓感覚
迷走神経	X	嚥下運動，胸腹部内臓器官に対する副交感神経，内臓感覚
副神経	XI	肩と頭の運動
舌下神経	XII	舌の運動

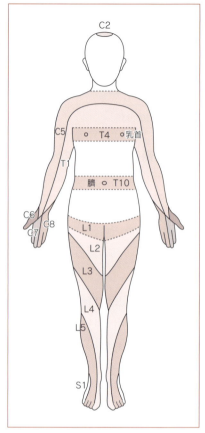

図 7-16　皮膚節（デルマトーム）

Ⅴ 末梢神経

　末梢神経系は，脳幹を起点とする **12 対**の**脳神経**と脊髄を起点とする **31 対**の**脊髄神経**からなる．脳神経は主に頭頸部にある機能をコントロールしている．脊髄神経は頸部より下の機能を担う．

1　脳神経（表 7-2）

　眼，耳，鼻，口，顔面の皮膚や粘膜からの刺激を伝える感覚性の神経や，外眼筋，顔面筋，咀嚼筋などを支配する運動性の神経である．また自律機能（副交感性）を営む神経も含まれている．

2　脊髄神経

　脊髄神経は，その位置によって支配領域が異なる．脊髄の各節に入る感覚神経と皮膚の支配領域との間には対応があり，これを**皮膚節**（デルマトーム）という（図 7-16）．同様に筋支配も脊髄神経と対応がみられ，**筋節**という．

3 体性神経と自律神経

末梢神経を機能からみると，運動や感覚を司る**体性神経系**と，**自律神経系**がある．

1）体性神経系

末梢神経から中枢神経へ向かう神経を求心性神経（感覚神経），逆に中枢神経から末梢神経へ向かう神経を遠心性神経（運動神経・自律神経）という．求心性神経は感覚器官からの情報を中枢神経へ，遠心性神経は中枢神経からの運動指令を骨格筋へ伝える．

2）自律神経系

自律神経系は意思に関係なく，胃腸の運動，血管運動，腺からの分泌の機能などを調節し，生体の恒常性を保つ．自律神経系は緊張したり興奮したりした際に働く**交感神経**と，平常時やリラックス時に働く**副交感神経**の2つに分けることができる．交感神経と副交感神経は，拮抗的な働きをもち，両者の協調的な働きによって，働きが統御されている（二重支配）．両者はともに絶えず一定の神経情報を支配する器官に送り，緊張を保っている（**緊張性支配**）．

（1）自律神経系の経路

交感神経系は細胞体が脊髄にあり，軸索は脊髄前根から出て脊髄近傍にある**交感神経幹**の交感神経節で節後ニューロンに乗り換える．節後線維が効果器に投射する．腹部の節前線維は交感神経幹を通り抜けて腹部で**交感神経叢**を形成し節後ニューロンとシナプスを形成する．

副交感神経系は，中脳から動眼神経，延髄から顔面神経，舌咽神経，迷走神経として出力する**頭部副交感神経**と，仙髄から出力する**仙髄部副交感神経**（骨盤内臓神経）がある．交感神経と異なり効果器のすぐ近傍か，効果器の組織内に自律神経節を形成して節前ニューロンから節後ニューロンへ乗り換える．

（2）自律神経系の神経伝達物質（図7-17）

交感神経，副交感神経ともに節前ニューロンの神経伝達物質は**アセチルコリン（Ach）**であり，節後ニューロンの受容体は**ニコチン受容体**である．

節後ニューロンの神経伝達物質は交感神経では**ノルアドレナリン（NA）**で，副交感神経では**アセチルコリン**である．効果器の受容体は交感神経では**アドレナリン受容体αまたはβ**である．副交感神経では**ムスカリン受容体**である．

4 自律神経の検査

1）シェロング起立試験

10分間以上静かに横たわった状態で血圧を測定し，次に，立ち上がった状態で血圧を測定し，その血圧の変化を調べる検査である．自律神経の機能が正常であれば血圧に大きな変化はないが，立ち上がったときに血圧が大きく（最高血圧で21 mmHg以上，最低血圧で16 mmHg以上）下がる場合は自律神

交感神経の働き
交感神経は攻撃的な状態を作り上げる．

交感神経の興奮
交感神経の活動が高まった状態では，瞳孔散大，心血管系促進，気管支弛緩，消化器系抑制，膀胱弛緩が認められる．

副交感神経の興奮
副交感神経の活動が高まった状態では，瞳孔縮瞳，心血管系抑制，気管支収縮，消化器系促進，膀胱収縮が認められる．

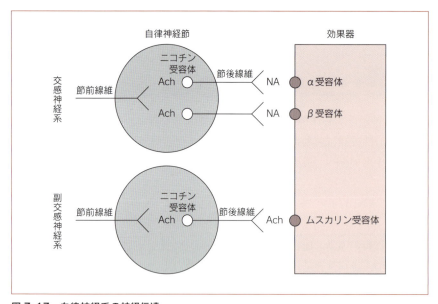

図7-17　自律神経系の神経伝達
Ach：アセチルコリン，NA：ノルアドレナリン

経機能に異常があり，めまいや立ちくらみなどの起立性低血圧を起こしやすいと判断する．

第8章 感覚系

I 感覚とは

　感覚とは，外界の温度，触，光，音，匂い，味などの刺激を感じる働きである．外界の感覚刺激を受け取る器官を**受容器**という．受容器により変換された神経細胞の活動電位は，感覚神経を介して中枢神経系の感覚中枢へと送られ，感覚として認知される．この章では感覚の種類，受容器，感覚神経，感覚中枢および感覚特性について述べる．

> **受容器**
> 感覚受容器，sense organ ともいう．

1　感覚の種類と質

　感覚には以下に述べる種類がある．
　　体性感覚：皮膚感覚（触圧覚，温度感覚，痛覚）
　　　　　　　深部感覚（固有感覚，深部痛覚）
　　特殊感覚：視覚，聴覚，前庭感覚，味覚，嗅覚
　　内臓感覚：内臓痛覚，臓器感覚
　また，赤や青など色の違いや，さまざまな異なる匂いのように，同種の感覚内の性質を**質**とよぶ．

2　受容器

　受容器は，温度や光，匂いなどの物理情報や化学情報などを受け取り，神経活動へと変換する．受容器は体外からの刺激を受け取る外受容器，体内の刺激を受け取る内受容器に大別される．また感覚の種によって，機械受容器，化学受容器，光受容器，侵害受容器，温度受容器などに分けられる．

1）適刺激

　それぞれの感覚に対応する受容器は，特定の感覚刺激に対してのみ高い感受性がある．このように，特定の受容器に神経活動を効率よく引き起こす刺激を**適刺激**という．受容器に適刺激が与えられると受容器が興奮し，神経活動に変換される（図8-1）．神経細胞に生じた活動電位は感覚神経を介して中枢神経系の感覚中枢へと送られる．

　感覚器に持続的な感覚刺激を与えると，刺激開始時には活動電位が多く発生するが，時間とともに減少する傾向がある．この現象を**順応**という（図8-2）．

> **適刺激**
> たとえば，眼球の光受容器はある特定の波長の光に反応する．

> **不適刺激**
> 受容器は適刺激以外の感覚刺激には感受性が低く，このような刺激を不適刺激という．

> **順応**
> 順応に際して生じる活動電位の減少の程度や時間経過は，受容器の種類によって異なる．

I 感覚とは

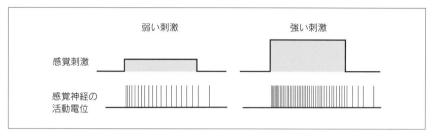

図 8-1　感覚刺激に対する神経応答
（佐藤健次，北村清吉：臨床検査学講座 生理学．第 2 版，医歯薬出版，2004 より改変）

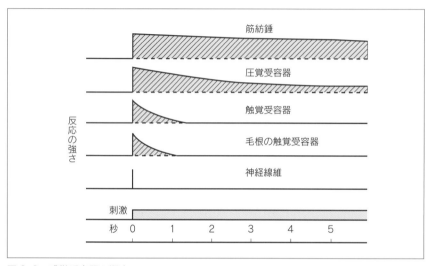

図 8-2　感覚受容器の順応
（佐藤健次，北村清吉：臨床検査学講座 生理学．第 2 版，医歯薬出版，2004 より改変）

2）刺激閾と識別閾

受容器に神経活動を生じさせるには，ある強さ（**刺激閾**）以上の感覚刺激が必要である．また，強弱の差を識別することができる感覚刺激の最小差を**識別閾**という．

3）ウェーバーの法則，スティーブンスの法則

感覚刺激の強さ R と識別閾 ΔR について，R の大きさにかかわらず $\Delta R/R$ はほぼ一定である．これをウェーバーの法則（Weber's law）という．

$$\frac{\Delta R}{R} = 一定$$

また，感覚刺激の強さ S と，実際に感じる感覚の強さ E には次の関係があり，スティーブンスの法則（Stevens' power law）といわれる．n はベキ指数で，感覚種によって異なる．n が大きな値になる感覚ほど敏感である．

$$E = K \times S^n \quad (K は定数)$$

4) 受容野

感覚系の神経細胞は，感覚刺激を受け取る身体部位が決まっている．この部位のことを**受容野**という．

3 感覚神経

感覚刺激は受容器で検出されて活動電位に変換されたのち，感覚神経により中枢神経系の感覚中枢へと伝達される．一般的には，弱い刺激が受容器に与えられれば活動電位の発生は少ないが，刺激が強いと活動電位の発生は多くなる（図 8-1）．

4 感覚中枢

さまざまな感覚情報は，それぞれに対応した受容器で検出されたのちに，個別の感覚神経経路を経て，大脳皮質の一次感覚野に到達する．視覚には一次視覚野，体性感覚には一次体性感覚野というように，感覚ごとに異なる一次感覚野がある．

> **受容野**
> たとえば，ある神経細胞が指に対する機械刺激に反応すれば，この神経細胞の受容野は指である．

> **ON 反応，OFF 反応**
> 神経活動は，感覚刺激の増加により増える場合と，感覚刺激の減少により増える場合があり，前者を ON 反応，後者を OFF 反応という．

II 体性感覚

体性感覚は，触圧覚，温覚，冷覚，痛覚などの**皮膚感覚**と，筋，腱，関節の固有感覚などの**深部感覚**に大別される．皮膚感覚が皮膚や粘膜などの体表面における感覚であるのに対して，深部感覚は身体内部の感覚である．

1 触圧覚

触圧覚は皮膚や粘膜，またはその直下にある組織が変形して生ずる感覚で，適刺激は機械的刺激である．触覚と圧覚は質的には同一と考えられる．

体表面上の 2 点に機械的刺激を与えた際に，これらを別々の刺激として識別できる最小距離を**二点弁別閾**という．二点弁別閾は身体の場所によって大きな差があり，指先や口唇で小さく（細かく区別が可能），背部などで大きい（2点を区別しにくい）（図 8-3）．

受容器は，メルケル盤，ルフィニ小体，マイスナー小体，パチニ小体，毛包受容器などで（図 8-4），それぞれ特徴的な受容野の大きさや順応速度がある．

触圧覚の情報は，末梢神経系の Aβ 線維によって伝えられ，主に後索→後索核→内側毛帯→視床→大脳皮質一次体性感覚野の順に伝えられる．

2 温度感覚

皮膚温より高い温度に反応する温覚と，低い温度に反応する冷覚があり，受容器が異なる．

温度感覚の受容器は，組織学的に特別な構造をもたない自由神経終末である．脊髄視床路→視床→大脳皮質へと伝達される．

> **触圧覚**
> 嗅覚とともに順応が起こりやすい感覚の一つである．

> **Aβ 線維**
> 末梢神経線維の分類の一つ（第 7 章 p. 78 を参照）．

> **無感温度**
> 温覚，冷覚いずれにも刺激されない温度範囲のことを無感温度といい，33℃前後である．また，25～40℃の範囲では順応が起こりやすい．

II 体性感覚

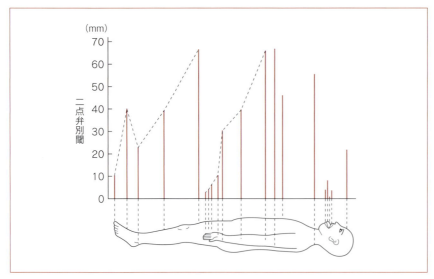

図 8-3 さまざまな部位の皮膚での二点弁別閾
（佐藤健次，北村清吉：臨床検査学講座 生理学．第2版，医歯薬出版，2004．）

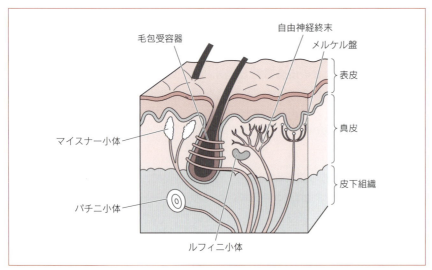

図 8-4 皮膚の感覚受容器

3 痛覚

痛覚は機械的，化学的，電気的刺激や熱により引き起こされ，組織損傷を伴うことも多い．痛覚は生じる部位によって，皮膚の痛みである**表在痛**と，関節や筋などの深部組織の痛みである**深部痛**に分けられる．表在痛はさらに，速い痛みと遅い痛みに区別される．

痛覚の受容器は自由神経終末である．末梢神経系の感覚神経は Aδ 線維と C 線維であり，神経伝導が速い Aδ 線維が伝える痛みを速い痛みとして感じ，遅い C 線維が伝える痛みを遅い痛みとして感じる．脊髄視床路→視床→大脳皮質へと伝達される．

 速い痛み
すぐに痛みが出現し，持続が短い．

 遅い痛み
徐々に痛みが出現し，持続が長い．

4 振動覚

数十〜数百 Hz の振動刺激を与えることで生じる．皮膚，皮下組織，深部組織のいずれでも受容される．

5 固有感覚

身体の姿勢に関する感覚で，主として身体深部の受容器によって生じる．手足の相対的な位置関係を知る感覚，随意運動による変化の方向や速度を知る感覚などがある．関節受容器，筋紡錘などが関与する．

> **筋紡錘**
> 筋紡錘は骨格筋の中で，筋線維と並列に存在する．骨格筋の長さの変化に反応する．

III 内臓感覚

内臓に分布する受容器によって生じる感覚を内臓感覚といい，**内臓痛覚**と**臓器感覚**に大別される．内臓感覚の情報は，一部は大脳皮質まで達するが，脊髄および脳幹で遠心性に乗り換えることにより自律神経反射も生じさせる．

1 内臓痛覚

機械的刺激や熱刺激など皮膚に痛みを生じさせる刺激は内臓痛覚をあまり引き起こさず，内臓平滑筋の強い収縮が内臓痛覚を引き起こす．内臓痛覚は自律神経系の求心性線維によって脊髄に達する．

内臓痛覚が生じると，障害された内臓部位に対応する皮膚分節に痛みを感じることがある．これを**関連痛**という（図 8-5）．関連痛は，内臓痛覚を伝える求心性線維は脊髄後角で二次神経細胞に接続するが，この二次神経細胞に皮膚からの求心性線維も接続していると，あたかも皮膚からの痛みがあるように感じて起こる（図 8-6）．

> **内臓痛覚の特徴**
> 内臓痛覚は不快な気分になることが特徴で，反射的に冷汗，顔面蒼白，瞳孔散大などが生じる．

> **関連痛**
> たとえば，心筋梗塞などで心臓に生じた内臓痛覚は，左上肢内側部〜左胸部の皮膚の痛みとして感じる．

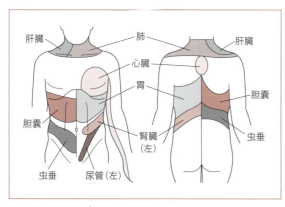

図 8-5 関連痛が出現する部位

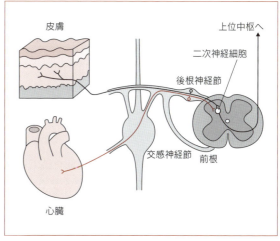

図 8-6 関連痛の経路

2 臓器感覚

正常時の臓器感覚としては空腹感，口渇，尿意，便意や性感などがあり，病的なものとしては嘔気などがある．臓器感覚は，身体的欲求が精神的欲求として表現されたものであり，身体的欲求が満たされると消失する．

Ⅳ 視覚

可視光（波長約 400～700 nm）の受容によって現れる光の明暗や色彩に関する感覚を視覚という．外界からの光は眼球の角膜，眼房水，水晶体，硝子体という光学系（あわせて通光器という）で屈折を受けて，網膜で結像する（図 8-7）．光刺激は網膜で神経活動に変換された後，視床の外側膝状体を経て大脳皮質一次視覚野へと伝えられる．

視覚
視覚対象の色彩，形態，奥行き，運動の識別を行う．

1 光学系

外界からの光は，角膜，眼房水，水晶体，硝子体を経て網膜へと至る．眼球の光学系はレンズとして働き，光の屈折は主に角膜と水晶体で行われる．

無限遠からの光線は，光の屈折により網膜上に結像する．近くからの光線は，水晶体の屈折力が増加することにより網膜上に結像できるようになる．この変化を**遠近調節**という．調節されていない場合に網膜に結像できる視覚対象の位置を**遠点**，最大に調節された場合の位置を**近点**という．

遠点，近点
正視眼の遠点は無限大，近点は 10～15cm である．

水晶体の屈折力の増加は，水晶体の弯曲を変えることにより生じる．遠方を見るときには水晶体は毛様体小帯（チン小帯）により引っ張られて扁平になるが，近くを見るときには毛様体筋が収縮することにより毛様体小帯が緩み，水晶体は自己の弾力により膨らむ（図 8-8）．

老視
水晶体は加齢とともに調節力が弱まるため，近くが見えにくくなる．この状態を老視という．

レンズの屈折力の単位は**ジオプトリ**（D）で，焦点距離 f メートルのレンズの屈折力 D は次式で計算される．

$$D = \frac{1}{f}$$

近点，遠点までの距離をそれぞれ N, F とすれば，水晶体の調節力 A は次式で計算される．単位はジオプトリで，正視眼での調節力は約 10 D である．

$$A = \frac{1}{N} - \frac{1}{F}$$

屈折異常の矯正
近視の矯正には凹レンズを用いる．遠視の矯正には凸レンズを用いる．

2 屈折異常

無調節で無限遠の視覚対象が網膜に像を結ぶことができる状態を**正視眼**という．屈折異常があると網膜上に像を結べなくなる（図 8-9）．屈折異常には**近視，遠視，乱視**の 3 種類がある．

近視は，視覚対象が網膜よりも前で結像するために，遠方がよく見えない状態である．眼軸が長すぎる軸性近視と，角膜や水晶体などの屈折力が強すぎる

乱視の矯正
光学系が一定方向に歪んで，縦方向と横方向で屈折力が異なるものを正乱視といい，円柱レンズで矯正する．一方，角膜表面に凹凸のあるものを不正乱視といい，ハードコンタクトレンズで矯正できる．

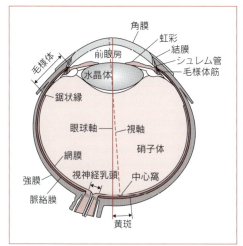

図8-7 眼球の断面

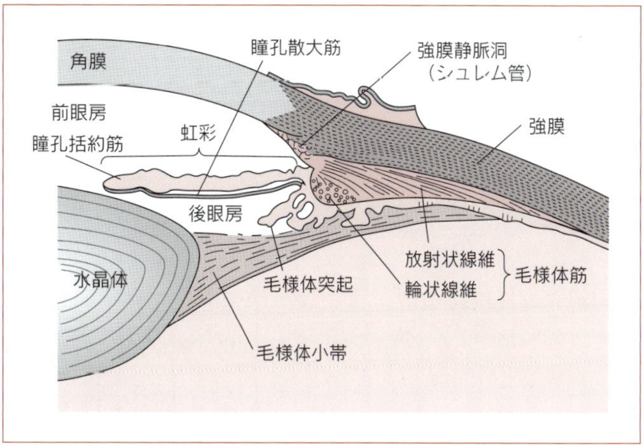

図8-8 眼球の前方の構造

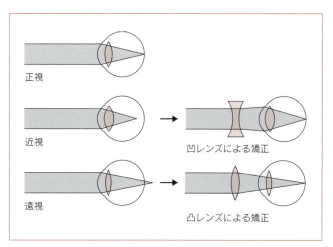

図8-9 屈折異常とその矯正

屈折性近視がある．

　遠視は，視覚対象が網膜よりも後ろで結像するために，近方がよく見えない状態である．眼軸が短すぎる軸性遠視と，屈折力が弱すぎる屈折性遠視がある．

　乱視は，視野の場所によって屈折力が異なるために，鮮明な結像ができない状態を指す．

3　虹彩

　虹彩は，交感神経支配の瞳孔散大筋と副交感神経支配の瞳孔括約筋により制御されている．この2つの平滑筋により瞳孔が大きくなることを**散瞳**，小さくなることを**縮瞳**という．

　一方の眼球に光を当てるとその眼が縮瞳し，これを直接対光反射という．同時に対側眼も縮瞳し，これを間接対光反射という．

> 瞳孔
> 瞳孔の直径は2〜8mmの範囲で変化し，網膜に到達する光量を調節する．

Ⅳ 視覚

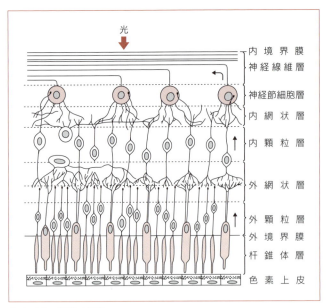

図8-10 網膜の構造
(佐藤健次,北村清吉:臨床検査学講座 生理学.第2版,医歯薬出版,2004より改変)

4 網膜

1) 網膜の構造

網膜は厚さ0.1〜0.5mmの層状の膜である.外側(強膜側)から内側に向かって色素上皮層,杆体錐体層,外境界膜,外顆粒層,外網状層,内顆粒層,内網状層,神経節細胞層,神経線維層,内境界膜の10層からなる(図8-10).外顆粒層には視細胞の細胞体が,内顆粒層には双極細胞,水平細胞とアマクリン細胞の細胞体がある.外網状層と内網状層ではシナプスが形成される.

視覚の受容器は視細胞であり,**錐体**(cone)と**杆体**(rod)に大別される.錐体は光感受性は低いが,色覚に関与し,青錐体,緑錐体,赤錐体の3種類がある.杆体は光感受性が高く明暗を感じるが,色覚には関与しない.

視細胞からの情報は双極細胞を介して神経節細胞へと伝えられる.これらの網膜における電気活動を記録したものが網膜電図(electroretinogram;ERG)である(図8-11).中枢神経系へは神経節細胞の軸索が情報を伝える.意識に上がる視覚情報は,視床の外側膝状体を経由して大脳皮質一次視覚野へと伝えられる.

2) 光変換

視細胞の膜電位は光刺激に対して過分極応答を示し,光照射から膜電位変化に至る過程を**光変換**とよぶ.杆体にある光感受性の視物質は**ロドプシン**である.

> **錐体,杆体**
> 錐体は網膜の中心窩付近に密集し400〜700万個,杆体は中心窩には存在せず網膜辺縁部に多く約1億個存在する.

> **青錐体,緑錐体,赤錐体**
> 青錐体はS錐体,緑錐体はM錐体,赤錐体はL錐体ともいう.

> **夜盲**
> ロドプシンは蛋白質オプシンとビタミンAのアルデヒドである11-シスレチナールからなる.したがって,ビタミンA欠乏によって夜盲となることがある.

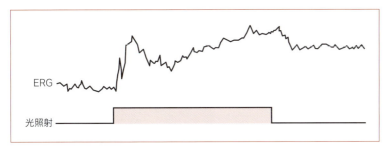

図 8-11 網膜電図の記録

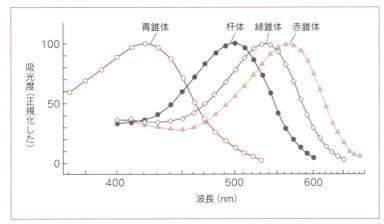

図 8-12 錐体および杆体の視物質の吸収スペクトラム

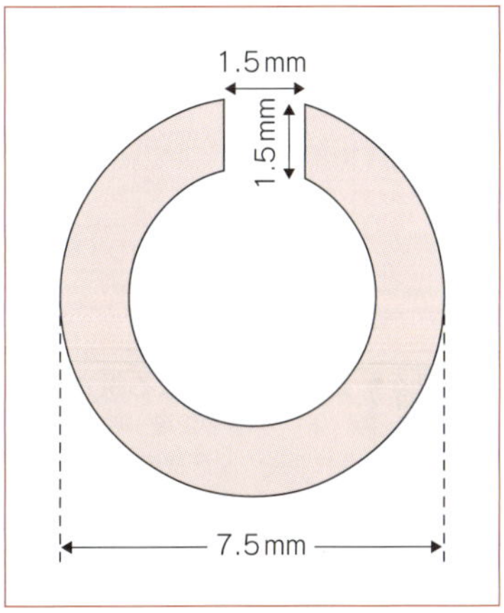

図 8-13 ランドルト環

3) 色覚

錐体には青錐体，緑錐体，赤錐体の 3 種類があり，それぞれの視物質は 420 nm，535 nm，570 nm の光に強く応答する（**図 8-12**）．

問題なく色調が認識できる場合を，正常 3 色覚とよぶ．色調がまったく認識できず明暗だけ区別できる状態を 1 色覚といい，部分的に色を認識できる状態を 2 色覚とよぶ．赤と緑の区別が困難な状態を赤緑色覚異常という．機能が欠損はしていないが低下している場合は，異常 3 色覚という．

5 視力

物体を見るときに，2 点を識別できる最小の視角 α を角度"分"で計り，その逆数 1/α で表したものが視力である．5 m 離れてランドルト環の切れ目（角度は 1 分）を見分けられる場合を視力 1.0 といい，網膜上では 4.8 μm の像となる（**図 8-13**）．視力は中心窩で最もよく，辺縁部になるほど低下する（**図 8-14**）．

6 視野

一点を固視した状態で見える範囲を視野といい，一方の眼だけで見える視野を単眼視野という．注視点から約 15° 外側の部分は視神経乳頭に対応し，視

> **赤外線と紫外線**
> 赤外線や紫外線は視細胞を興奮させることができないので，見ることができない．

> **1 色覚**
> 従来，全色盲とよばれていた．

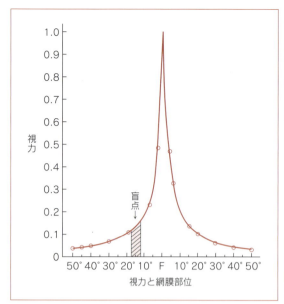

図8-14 網膜の部位による視力
横軸：中心窩（F）からの距離（視角）
（佐藤健次, 北村清吉：臨床検査学講座 生理学. 第2版, 医歯薬出版, 2004より改変）

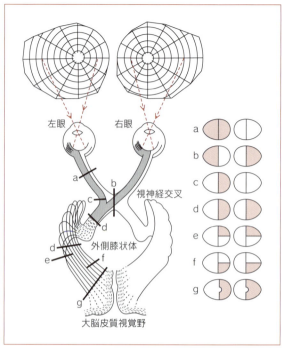

図8-15 視覚伝導路とその障害
a〜g：障害部位による視野欠損（赤部分）.
（佐藤健次, 北村清吉：臨床検査学講座 生理学. 第2版, 医歯薬出版, 2004.）

細胞がないために見えない．これを盲点（盲斑）という（図8-14）．眼球から一次視覚野へと至る経路の障害により，障害された部位に応じて特徴的な視野欠損が生じる（図8-15）．

7　順応

明所から暗所に入ると徐々に見えるようになることを**暗順応**という．暗順応は暗所に入って約10分までは急速に進行し，30分〜1時間ほどで完了する．前者は錐体の順応，後者は杆体の順応である（図8-16）．逆に，暗所から明所に入ると，当初は眩しいが徐々に慣れることを**明順応**という．

光の波長と光覚閾との関係を視感度曲線というが，明所視と暗所視の視感度曲線を比較すると相違点がある．明所視では黄色に対して最も感度が高いが，暗所視では青緑色に対する感度が高い．このように明るさによって見えやすい光の波長が変わることを**プルキンエの移動**という（図8-17）．

> **プルキンエの移動**
> プルキンエの移動は，暗所視では杆体が，明所視では錐体が主に視覚に携わっていることを意味している．

8　フリッカー融合頻度

光が点滅する際に，点滅の頻度が低いとちらつきとして感じるが，ある頻度以上になるとちらつきが感じられず一定の光として感じる．この限界点滅頻度をフリッカー融合頻度という．

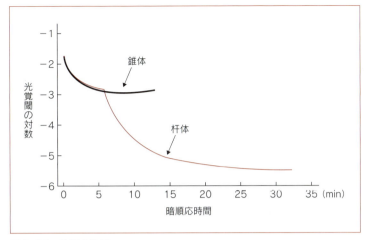

図 8-16　暗順応曲線

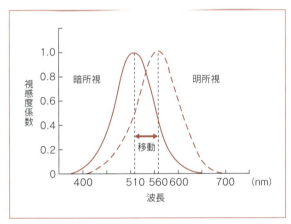

図 8-17　視感度曲線とプルキンエの移動

9　残像

　光刺激が与えられたのちに急に光を遮断しても，しばらくの間その光刺激が見え続ける．これを**陽性残像**という．また，ある色を見続けたのちに白い背景を見ると，その補色の色が見えてくる．これを**陰性残像**という．

10　眼球運動

　眼球運動は動眼神経，滑車神経，外転神経によって制御される．左右の眼球がそろって上下左右に動くことを両眼共同運動という．近距離を見るときは左右の眼球が正中に集まるように回転し，これを**輻輳**という．

　1つの注視点から次の注視点へ眼球が急速に動くことを**サッケード運動**（急速眼球運動）という．また，ゆっくり動く視覚対象を注視する場合は，眼球運動は円滑になるが，この動きを**円滑追跡眼球運動**という．

 動眼神経，滑車神経，外転神経
脳神経に属する．

📓 眼振
動いている視覚対象を注視する際，視覚対象の動きにあわせて円滑追跡眼球運動が起きるが，眼球があるところまでくると急に反対方向にサッケード運動を起こし，新しい注視点を見る．このような円滑追跡眼球運動と反対方向へのサッケード運動が繰り返されることを眼振という．視覚対象の動きにより引き起こされる眼振を視運動性眼振という．

Ⅴ 聴覚

1 聴覚とは

空気の振動，すなわち音波を検出し，音として感じる感覚を聴覚という．音波はさまざまな波長をもつ正弦波の集まりとして表される．単一周波数の正弦波を純音，さまざまな周波数の正弦波の集合を複合音という．音には周波数，振幅，音色などの質的な違いがあり，周波数は音の高低に，振幅は音の強弱に表される．

> **可聴周波数**
> ヒトが聞くことができる周波数（可聴周波数）は約20～20,000 Hz といわれる．

2 受容器と感覚中枢

音波は外耳，中耳を経て内耳に達する（図8-18）．外耳と中耳は音波の振動を伝えることから**伝音系**，内耳は振動を神経活動に変換することから**感音系**とよばれる．

外耳：音波はまず耳介で集められ，外耳道を通過し，鼓膜へと振動を伝える．3～4 kHz の音波は外耳道で共振するので，外耳道を通過する際に音圧が上昇する．

中耳：鼓膜の振動は，中耳にある**耳小骨**（ツチ骨，キヌタ骨，アブミ骨）を経て内耳の卵円窓へ伝えられる．

> **中耳での音圧増強**
> 中耳を通過する間に音圧はさらに約22倍に増強される．

内耳：側頭骨に囲まれた**蝸牛**が存在する．蝸牛はらせん形に巻いた管状の構造で，内部は前庭階，中央階，鼓室階の3層に仕切られている（図8-19）．中央階と鼓室階の間にある膜を基底膜とよび，この基底膜上に感覚受容器である**コルチ器**が存在する．耳小骨から卵円窓へ伝えられた振動は，内耳の内部に満たされたリンパ液の振動となり，コルチ器で神経活動へと変換される．

コルチ器には感覚受容細胞である有毛細胞があり，有毛細胞には感覚毛が生えている（図8-19）．コルチ器に振動が伝わると，有毛細胞の感覚毛がその上にある蓋膜によって物理的に刺激され，有毛細胞に神経活動が生じる．コルチ器の中では，場所によって有毛細胞が反応する振動の周波数が異なる．卵円窓付近の有毛細胞は 20,000 Hz ほどの高周波数に，卵円窓から最も遠いらせんの頂部では 20 Hz ほどの低周波数の振動に反応する（図8-20）．

有毛細胞の神経活動は，らせん神経節の神経線維を経て，脳幹部の蝸牛神経核，中脳の下丘，視床の内側膝状体を経由して，大脳皮質聴覚野へと伝えられる．

3 聴覚の特徴

通常，空気中の音波が伝音系を介して内耳で神経活動に変換される（**空気伝導**）．これに対して固体の音源が直接，頭蓋など身体の一部に触れると，振動が頭蓋骨から伝音系を介さずに内耳に伝わる（**骨伝導**）．

ある特定の周波数において音を感じる最小の音の大きさを**聴覚閾値**もしくは最小可聴閾値という．可聴周波数の範囲で測定した聴覚閾値をグラフにしたも

> **聴力の低下**
> 人間の聴力は 10～20歳代をピークに徐々に低下し，高齢になるほど高い音域の聴力が低下する．

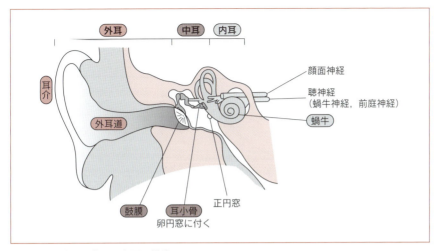

図8-18 外耳，中耳，内耳の構造

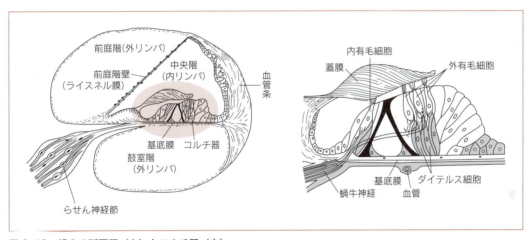

図8-19 蝸牛の断面図（左）とコルチ器（右）

(佐藤健次，北村清吉：臨床検査学講座 生理学．第2版，医歯薬出版，2004．)

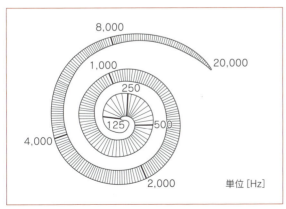

図8-20 蝸牛における刺激音の周波数分布

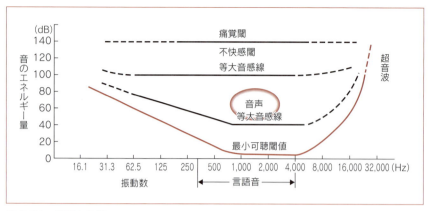

図 8-21　等聴力曲線
（佐藤健次，北村清吉：臨床検査学講座 生理学．第2版，医歯薬出版，2004 より改変）

のを等聴力曲線という（図 8-21）．最も低い聴覚閾値（＝高感度）で音を認識できる周波数は 1,000～3,000 Hz であり，これはほぼ言語音の周波数に近い．

音の大きさを示す指標には**デシベル**（dB）が用いられる．デシベルは，平均的なヒトの聴覚閾値，すなわちヒトが聞き取れる最低限の音の大きさと比較して，音がどの程度大きいかを示す相対値である．計算式は次のとおりである．

$$dB = 10 \log_{10} \frac{被検音の強さ}{基準音の強さ}$$

$$dB = 20 \log_{10} \frac{被検音の音圧}{基準音の音圧}$$

音の情報は，音の発生源（音源）の場所を特定するためにも用いられる（**音源定位**）．主に左右の耳における音の強度差，および左右の耳に音が到達する時間差から，場所を特定できる．

> **デシベル（dB）**
> 0dB がヒトが聞き取れる最低限の音の大きさを意味している．ささやき声は約 20dB，一般的な会話は約 60dB，地下鉄の電車は約 100dB である．

VI　前庭感覚

1　前庭感覚とは

外界に対する身体の位置や運動に関する感覚をそれぞれ位置覚および運動覚といい，これらの感覚を前庭感覚もしくは平衡感覚という．直線運動や回転運動の際の，速度の変化（加速度）を検出している．

2　受容器と感覚中枢

前庭感覚の受容器は，内耳にある**半規管**と**耳石器**（卵形嚢と球形嚢）であり，これらをあわせて前庭器官とよぶ（図 8-22）．
半規管はリング状の管で，外側半規管，前半規管，後半規管の3つがある．

> **半規管，耳石器**
> 半規管は回転運動を，耳石器は直線運動と重力に対する傾きを検出する．

> **前半規管**
> 上半規管ともいう．

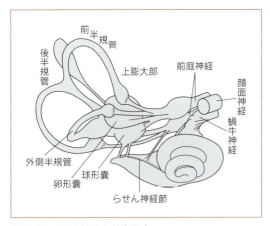

図 8-22　三半規管と前庭器官

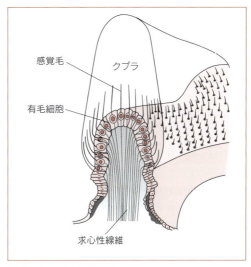

図 8-23　膨大部の構造

3つの半規管は互いにほぼ直角に位置し，すべての方向の回転運動が検出できる．それぞれの半規管には膨大部とよばれる膨らみがある．膨大部の中に感覚を感知する有毛細胞があり，有毛細胞の感覚毛はクプラとよばれるゼラチン様の構造の中に埋め込まれている（図8-23）．

卵形嚢と球形嚢の中には平衡斑があり，有毛細胞が存在している．有毛細胞の感覚毛はゼラチン様の耳石膜と耳石におおわれている．加速度もしくは重力が加わると耳石膜が動き，有毛細胞が刺激される．

三半規管，卵形嚢や球形嚢から出た神経線維は前庭神経となり，脳幹部の前庭神経核に投射する．前庭神経核で，左右の前庭器官からの情報が統合される．また，前庭神経核では，頸部の関節や筋の固有受容器などほかの感覚との統合も行われる．前庭神経核以降では脳幹，脊髄，小脳へ情報が伝えられ，眼球運動や姿勢調節が行われる．また，視床を経て大脳皮質の中心後回に前庭感覚の情報が伝えられる．

3　前庭感覚の特徴

前庭感覚の異常により，めまい，嘔吐や発汗などの自律神経症状が生じる．

Ⅶ　味覚

1　基本味と受容体

味覚は食物の味の感覚である．ヒトは酸味，塩味，甘味，苦味，うま味の5つの基本的な味を感じる．酸味を感じさせる物質は化学的に酸であり，水素イオンが酸味を引き起こすと考えられている．塩味は食塩に含まれるナトリウムイオン（Na^+）やリチウムイオン（Li^+）が引き起こす．甘味は糖やサッカリンなどにより引き起こされる．苦味は構造的に無関係な多くの化学物質によって

内リンパ
半規管の内部は内リンパで満たされている．身体の回転により動かされた内リンパが，クプラを変形させることにより有毛細胞が刺激される．

姿勢変化の感知
卵形嚢および球形嚢は，それぞれ立位および側臥位での姿勢変化に鋭敏である．

前庭神経
脳神経に属する．

前庭感覚の異常
乗り物酔いはその例である．

化学感覚
味覚は味覚を引き起こす化学物質が感覚受容器と接触して生じることから，嗅覚とともに化学感覚とよばれる．

苦味
苦味を引き起こす物質の多くは毒物であり，これらを摂取しないための警告となる．

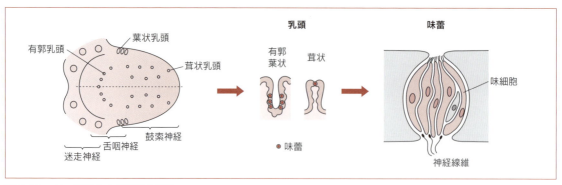

図8-24 舌，乳頭および味蕾の構造
茸状乳頭は舌の前方，葉状乳頭は舌の後方側面，有郭乳頭は舌の付け根部分に分布している．

引き起こされる．うま味はグルタミン酸によって引き起こされ，アジアの料理に広く用いられている．

2 受容器と感覚中枢

味覚の感覚器官は**味蕾**である（**図8-24**）．味蕾は大きさ50〜70 μmで卵形をした袋状の構造で，その中に50〜100個の味細胞，支持細胞と基底細胞が含まれる．味細胞に味覚受容体が発現し，水や唾液に溶けた味物質を検出する．ヒトでは味蕾は約5,000〜1万個あり，舌，軟口蓋，咽頭や喉頭に分布するが，その多くは舌にある小さな突起構造である茸状乳頭，葉状乳頭，有郭乳頭にある（**図8-24**）．

舌の味細胞は味覚情報を伝える神経線維とシナプスをつくる（**図8-24**）．舌の前方2/3にある味細胞からの情報は鼓索神経（顔面神経の分枝）に，舌の後方1/3からの情報は舌咽神経によって脳幹へと伝達される．舌以外からの味覚情報は迷走神経によって伝達される．その後，延髄の孤束核，視床を経て大脳皮質の中心後回にある味覚中枢へと伝達される．

3 味覚の特徴

実際に感じる味は，5つの基本味が組み合わさって生じる．これに舌での触覚，温度感覚，さらに嗅覚も関係した総合的な情報により，実際の味覚となる．

VIII 嗅覚

1 匂い物質と受容体

嗅覚は匂いの感覚である．嗅覚を引き起こす匂い物質は2万種類ほどあり，ヒトは1万種類ほどの匂いを認識できる．匂い物質は，嗅上皮の嗅細胞に存在する嗅覚受容体が検出する．

味細胞
味覚は，舌に分布する味蕾に含まれる味細胞が検出している．味細胞では，5つの基本味に対応する異なる味覚受容体が，それぞれの味覚情報を検出している．

味覚の順応
味覚の順応は速く，食物が同一の場所にあると味の強さが次第に弱まる．

嗅覚の特徴
化学感覚のなかでは味覚に比して，遠くにある情報を受け取ることが特徴である．

嗅覚受容体
ヒトでは約400種類の嗅覚受容体が存在しており，匂い物質の構造の違いを区別して検出すると考えられている．

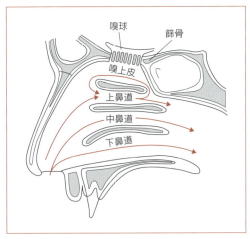

図8-25 鼻腔での吸気の通路と嗅上皮

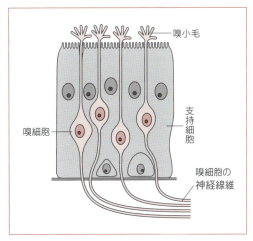

図8-26 嗅上皮

表8-1 嗅覚と閾値

物質	嗅覚閾（mg/L）
メルカプタン	$4\times10^{-8}\sim10^{-10}$
スカトール	4×10^{-10}
天然ジャ香	$1\times10^{-2}\sim7\times10^{-6}$
合成ジャ香	$5\times10^{-6}\sim10^{-9}$
ワニリン	$5\times10^{-4}\sim2\times10^{-10}$

2 受容器と感覚中枢

匂い物質は鼻腔の中にある嗅上皮で検出される（**図8-25**）．嗅上皮には，嗅覚受容体を発現している嗅細胞があり，匂い物質を検出する（**図8-26**）．嗅細胞からの神経線維は篩骨を貫いて嗅球に連絡する．嗅覚情報は嗅球から嗅皮質や扁桃体へと伝達され，大脳へ伝わる．また匂い物質の検出以外には，鼻粘膜には三叉神経の痛覚線維が分布しており，刺激性の匂いを伝えている．

3 嗅覚の特徴

嗅覚は非常に鋭敏で，たとえば，メルカプタンという物質は空気1L中 $4\times10^{-8}\sim10^{-10}$ mg でも感じられる（**表8-1**）．基準嗅力検査では，基本となる5種類の匂いをそれぞれ8段階の濃度に希釈したものを嗅がせ，検出できるか調べる．

> **嗅覚の情報伝達**
> 一般的に感覚情報は視床で中継されて大脳へと伝えられるが，多くの嗅覚情報は視床で中継されず，直接，大脳へ伝わるという経路上の特徴がある．

> **嗅覚の順応**
> 嗅覚の順応は速く，すぐに匂いを感じなくなってしまう．

第9章 代謝・栄養系

I 糖質，脂質，蛋白質，非蛋白性窒素代謝

1 糖質

1）二糖類と単糖類の生理的役割

糖質とは，炭水化物から食物繊維を除いたものをいう．六炭糖の単糖である**グルコース（ブドウ糖）**が重合したものが**デンプン**であり，唾液または膵液の**アミラーゼ**により，二糖類に分解される．

二糖類のマルトースは小腸でマルターゼという消化酵素により分解され，グルコースになる．ラクトース（乳糖）はラクターゼにより，グルコースとガラクトースに分解される．スクロース（ショ糖）はスクラーゼにより，グルコースとフルクトースに分解される．それぞれの単糖は輸送体により小腸で吸収される．

グルコースとガラクトースはSGLT1というナトリウム・グルコース共輸送体により小腸上皮細胞内に吸収され，GLUT2というグルコース輸送体によって毛細血管に移動する．フルクトースはGLUT5で吸収され，一部はグルコースに変換される．骨格筋でのグルコースの取り込みはGLUT4が作用し，運動すると増加する．

食事由来の単糖類のおよそ80％はグルコースで，15％がフルクトース，5％がガラクトースである．余分なグルコースは，肝臓で**グリコーゲン**として貯蔵される．グルコースは解糖系で代謝され，エネルギー源となる（図9-1）．特に脳神経および虚血心筋では必須のエネルギー源である．

2）グルコースの調節因子

膵ランゲルハンス島β細胞から分泌されるホルモンである**インスリン**は，骨格筋へのグルコースの取り込みを促進し，肝臓からのグルコースの放出を抑制する．また，脂肪細胞ではグルコースの取り込みを促進して脂肪合成を増加させる．このようにして，インスリンは血液中グルコースを低下させる．

一方，膵ランゲルハンス島α細胞から分泌される**グルカゴン**は肝臓でのグリコーゲンホスホリラーゼを活性化し，グリコーゲンを分解して，グルコースを血液中に放出し，血糖を上げる．

インクレチンは食事の摂取に伴って消化管から分泌され，膵ランゲルハンス島β細胞のインクレチン受容体を介してインスリン分泌を促進するホルモンの

肝臓グリコーゲン
10時間の空腹でなくなるため，その後は脂肪組織のトリグリセリドがエネルギー源となる．

SGLT1：sodium glucose cotransporter 1

GLUT2：glucose transporter 2

グルコース輸送体
SGLT2は腎尿細管でグルコースを再吸収する．

心筋エネルギー代謝
心筋細胞でのエネルギー源は，正常心筋ではグルコースが20％，脂肪酸が80％を担い，虚血心筋ではほとんどグルコースが使われる．

インスリン
インスリンは肝臓のホスホエノールピルビン酸カルボキシキナーゼ（PEPCK）を抑制して糖新生を低下させる．

インスリン拮抗ホルモン
グルカゴン，アドレナリン，コルチゾール，成長ホルモンは血糖を上げるためインスリン拮抗ホルモンとよばれる．

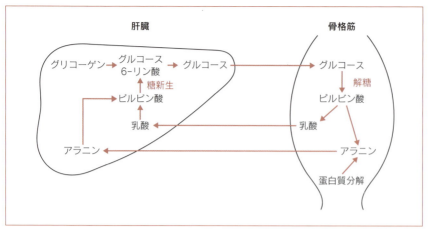

図 9-1　糖新生と解糖（Cori サイクル）
グルコース1分子あたり糖新生に6リン酸分のエネルギーを消費し，解糖で2リン酸（ATP）を産生する．グルコースは炭素数3の代謝産物を経て，ホスホエノールピルビン酸になり，ピルビン酸に変換することで2分子のATPを産生し，その後，好気的条件ではクエン酸回路からATPを産生し，嫌気的条件では乳酸がつくられる．

総称である．上部小腸から分泌される活性型グルコース依存性インスリン分泌刺激ポリペプチド（GIP）と，下部小腸から分泌される活性型グルカゴン様ペプチド-1（GLP-1）がある．活性型GLP-1はグルカゴンの分泌を抑制する．

3）糖質の生理的意義と修飾

ガラクトースやグルコースの誘導体は脂質と結合して複合脂質になる．フルクトースは肝臓でリン酸化を受け，解糖系に合流する．五炭糖のリボースとデオキシリボースは核酸の構成成分になる．その他，皮膚や軟骨の細胞外マトリックスにはムコ多糖が存在する．

アラニンアミノトランスフェラーゼ（ALT）によりつくられる**ピルビン酸**は糖，脂肪酸，アミノ酸代謝の中継点として機能する．ピルビン酸からグルコースを産生する方向の代謝経路を糖新生という（図 9-1, -2）．

2　脂質
1）トリグリセライドの代謝

脂肪組織はグルコースとリポ蛋白由来の脂肪酸から**トリグリセライド**を合成し，エネルギーとして蓄積する．脂肪組織ではグルコースはグリセロール3-リン酸となり，トリグリセライド合成の基質となる．トリグリセライドは脂肪細胞TGリパーゼとホルモン感受性リパーゼの作用により**グリセロール**と**脂肪酸**に分解され，脂肪酸は血液中の**アルブミン**と結合して全身に運ばれる（図 9-3）．

小腸上皮細胞がつくるリポ蛋白である**カイロミクロン**と，肝臓がつくるリポ蛋白であるVLDL（超低比重リポ蛋白）はトリグリセライドを豊富に運ぶリポ

> **トリグリセライド**
> トリグリセライドはトリアシルグリセロールともよばれ，グリセロールに3分子の脂肪酸が結合している．トリグリセライド，ジグリセライド，モノグリセライドはあわせて，中性脂肪と総称する．

> **ホルモン感受性リパーゼ**
> ホルモン感受性リパーゼによるトリグリセライドの分解は，アドレナリン作用で増強し，インスリン作用で抑制される．

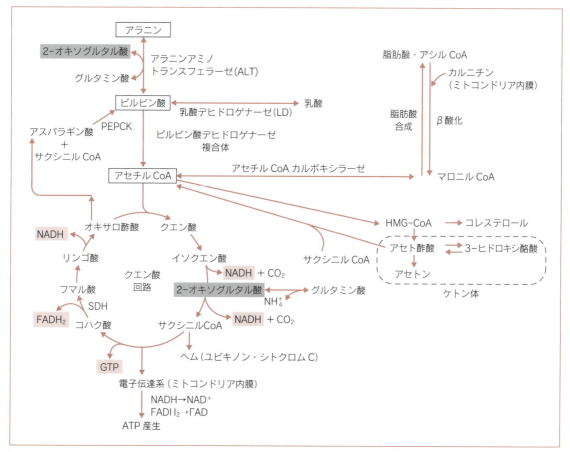

図 9-2 アセチル CoA からみたミトコンドリア内のエネルギー代謝
PEPCK：ホスホエノールピルビン酸カルボキシキナーゼ，HMG-CoA：ヒドロキシメチルグルタリル CoA，SDH：コハク酸デヒドロゲナーゼ．

蛋白であり，食事由来のトリグリセライドを全身に運搬する．血管内皮細胞表面にある**リポ蛋白リパーゼ**（LPL）の作用によって，トリグリセライドは脂肪酸になり，骨格筋，脂肪組織のエネルギー源となる．

　食事で取り込まれた炭水化物はグルコースとなり，食直後のエネルギーとなるが，血液中グルコース値は3時間程度で食前値に戻る．一方，血液中トリグリセライドはカイロミクロンや VLDL として食後6時間程度は高値を示し，血管内皮細胞で脂肪酸に分解され，エネルギーを供給し続ける．空腹時では脂肪組織のトリグリセライドの分解が活発になり，主なエネルギー源となる（図9-3, -4）．また，アセト酢酸は血流にのり，アセチル CoA として肝外のエネルギー源になる．

2）脂肪細胞の代謝調節

　アディポサイトカインは脂肪細胞から分泌される生理活性物質の総称で，アディポネクチン，レプチン，TNF-α などがある．アディポネクチンはインス

> **食後脂肪酸と LPL インヒビター調節**
> 食後 LPL 活性は脂肪組織で増加するが，骨格筋では低下する．反対に，空腹時では LPL 活性は脂肪組織で低下するが，骨格筋で増加する．

> **メタボリックシンドローム**
> 内臓脂肪が蓄積した病態は高トリグリセライド血症や高血圧症を伴いやすく，メタボリックシンドロームとよばれ，動脈硬化性疾患のリスクとなる．

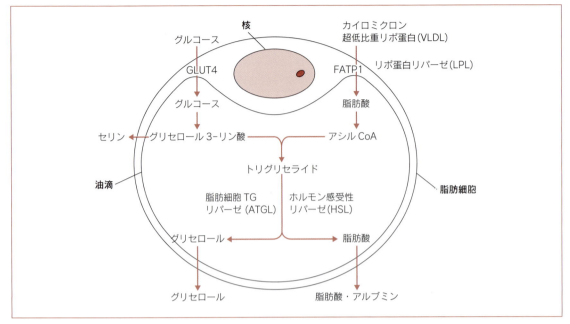

図 9-3　脂肪組織におけるトリグリセライドの合成と分解
カテコラミンはβ受容体を介して，ATGL・HSL を活性化する．逆にインスリンは ATGL・HSL を抑制する．ATGL は TG からジアシルグリセロール（DAG）へ，HSL は DAG からモノアシルグリセロール（MAG）へ水解する．

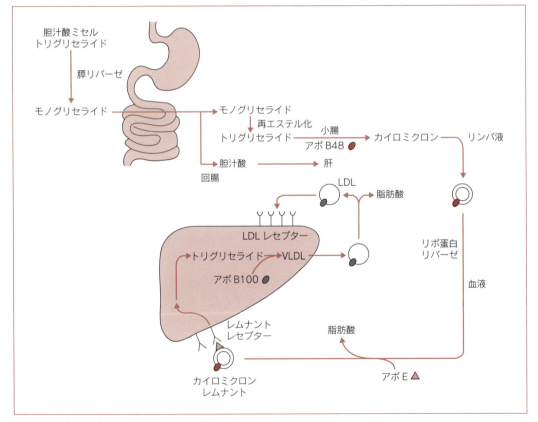

図 9-4　トリグリセライド代謝からみた臓器連関

表9-1 血中蛋白の半減期

種類	血中半減期（日）
アルブミン	17
トランスフェリン	9
トランスサイレチン	2
レチノール結合蛋白	0.5

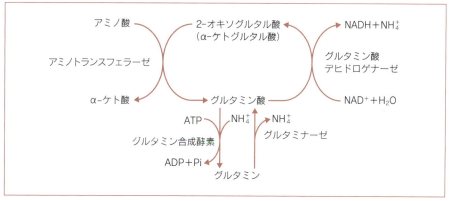

図9-5 アミノ酸からのエネルギー産生

リン感受性を促進し，糖尿病になるのを防ぐ．内臓脂肪が蓄積すると，ウエスト周囲径が大きくなり，血中アディポネクチン濃度が低下する．

3 蛋白質

蛋白質の出納は，窒素バランスで知ることができる．窒素バランスのマイナス状態が続くと，骨格筋などの蛋白が減少して痩せる．**栄養の評価**に使われる血清蛋白質には**アルブミン**，トランスフェリン，トランスサイレチン，レチノール結合蛋白がある．血中半減期の短い蛋白の方がより鋭敏に最近の栄養状態を知ることができる（**表9-1**）．

蛋白質は劣化すると，**プロテアソーム**でアミノ酸に分解される．アミノ酸はグルコースや脂肪酸と異なり，貯蓄できないが，その**炭素骨格**は代謝中間体としてエネルギー源になる．

アミノ酸の脱アミノ反応により生じたα-ケト酸は**クエン酸回路**の中間代謝物として利用される．2-オキソグルタル酸はα-ケトグルタル酸ともよばれ，クエン酸回路の律速基質であり，細胞内エネルギーを司るとともに，グルタミン酸，グルタミン，プロリンとの代謝に関係している（図9-2）．

アミノトランスフェラーゼはグルタミン酸デヒドロゲナーゼと協調してアミノ酸から**NADH**（**NADPH**）を産生し，エネルギー源となる（**図9-5**）．

4 非蛋白性窒素

血清中に含まれる蛋白質以外の窒素化合物を非蛋白性窒素という．アミノ酸

窒素バランス
窒素バランスとは，摂取アミノ酸（g）を6.25で除したものと，尿素窒素N（g/日）×5/4との差をいう．蛋白質のNの構成割合は16％である．

サルコペニア，フレイル
高齢者の骨格筋低下状態をサルコペニアといい，それに伴う病的状態をフレイルという．

必須アミノ酸
必須アミノ酸とはヒトが合成できないもので，摂取する必要のあるアミノ酸群である．スレオニン，メチオニン，リジン，バリン，ロイシン，イソロイシン，ヒスチジン，フェニルアラニン，トリプトファンの9種類がある．

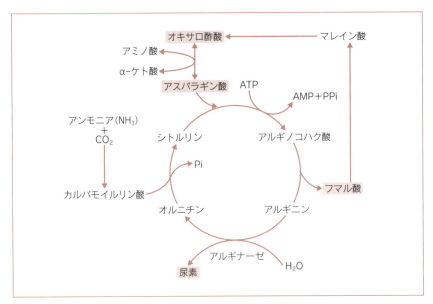

図 9-6 尿素サイクル（オルニチン回路）

以外にアンモニア，尿素，クレアチン，クレアチニン，尿酸，ビリルビンが含まれる．

1）アンモニア

アンモニアは食事由来のアミノ酸からグルタミン酸を経て産生される．また，グルタミナーゼによるグルタミン分解によって産生される．

アンモニアの排出経路としては，肝臓の**尿素サイクル**（アルギナーゼ）による尿素排泄，腎臓からの**アンモニア塩**の排泄，2-オキソグルタル酸からグルタミン酸への変換（グルタミン酸デヒドロゲナーゼ）がある（**図 9-2, -5, -6**）．

肝性脳症
アンモニアは中枢神経に対して毒性があり，肝性脳症の原因物質である．肝硬変では血中アンモニア濃度が上昇し，意識障害をきたす．

2）尿素

尿素は，**尿素サイクル**（オルニチン回路）で1分子のアンモニアと1分子の二酸化炭素とアスパラギン酸からのアミノ基から産生される（**図 9-6**）．尿素は腎臓から排泄され，腎機能が低下すると血中尿素窒素濃度が上昇する．

尿素窒素の検査
臨床検査では尿素の窒素量（尿素窒素）を測定する．尿素はウレアーゼによって2分子のアンモニアと二酸化炭素となる．生成したアンモニアを定量する．

3）クレアチン，クレアチニン

アルギニンは腎臓でグアニジノ酢酸になり，肝臓で変換されてクレアチンとなる．クレアチンは**クレアチンキナーゼ**でリン酸化されて，筋肉収縮のエネルギー源となる．クレアチニンは非酵素的な脱水とリン酸除去によりクレアチンリン酸からつくられる（**図 9-7**）．クレアチニンは尿中に排泄され，血中の濃度は腎臓糸球体濾過能の指標として使われている．

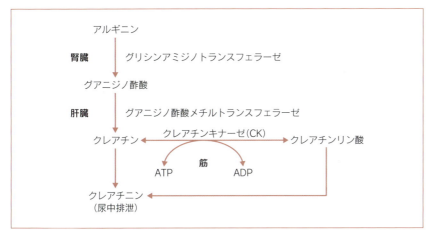

図9-7 クレアチン，クレアチニンの代謝

> **クレアチンサイクリング**
> クレアチンリン酸からクレアチンが再生される酵素反応により発熱する．

4）尿酸

尿酸は核酸由来のグアニル酸，イノシン酸，アデニル酸からキサンチンを経て生成され，プリン体の最終代謝産物として尿中に排泄される．

> **尿酸塩**
> 尿酸塩は 7.0mg/dL 以上の濃度で析出する．尿酸は水に難溶であり，ナトリウム塩として組織に沈着する．関節に蓄積すると関節炎を引き起こす（痛風）．尿管結石では酸性尿でアンモニウム塩を形成する．

5）ビリルビン

ビリルビンはヘモグロビンのヘムのポルフィリンが開裂した最終代謝物であり，肝臓でグルクロン酸抱合されて水溶性になり尿中に排泄される．**抱合型ビリルビン**は胆汁中を移動するため，胆汁色素とよばれている．

> **黄疸**
> 大量の溶血や肝障害により，血中ビリルビンが高濃度になると皮膚や粘膜が黄染する（黄疸）．血清濃度 2～3 mg/dL 以上で，眼球の結膜に沈着したビリルビンが観察される．

Ⅱ ビタミン，ミネラル

ヒトが必要とする栄養素のうち，有機化合物でかつ微量の摂取が不可欠な栄養素をビタミンといい，**脂溶性ビタミン**と**水溶性ビタミン**がある．

摂取が必要な無機物を**ミネラル**という．

1 脂溶性ビタミン

ビタミンA，ビタミンD，ビタミンE，ビタミンKがある．脂溶性ビタミンは小腸で吸収され，カイロミクロンにより運ばれ，肝臓のレムナント受容体で取り込まれる．

> **ビタミンAの摂取量**
> ビタミンAは催奇形性があるため，摂取量上限が設定されている．

1）ビタミンA

ビタミンA（レチノール）は，動物性レチニルエステルや植物性βカロチンとして摂取され，レチニルエステルの加水分解，または，βカロチンの開裂反応で生じる．レチノールはトランスサイレチンにより血中を運ばれる．

レチノールは細胞内で酸化されてレチナール，さらにレチノイン酸になる．レチノイン酸は，核内受容体のリガンドとして特異的遺伝子群を発現させる．

> **トランスサイレチン**
> トランスサイレチンは甲状腺ホルモンも運搬する血清蛋白であり，プレアルブミンともよばれる．半減期が短いため栄養評価に用いられる．

レチナールは網膜の視細胞でオプシンと結合し，ロドプシンになり，光によりメタロドプシンになる反応で光を受容する．

2) ビタミンE

ビタミンE（トコフェロール）は小腸から吸収されて，肝臓でトコフェロール転送蛋白に結合して蓄積される．肝臓からはVLDL内に分泌されて，**LDL**（低比重リポ蛋白）や**HDL**（高比重リポ蛋白）内へ移動し，LDLやHDL受容体を介して，細胞内に取り込まれる．リポ蛋白や細胞膜の多価不飽和脂肪酸などに対して抗酸化作用を発揮する．

3) ビタミンD

ビタミンD（カルシフェロール）はカルシウム代謝に関与する．皮膚で紫外線により生成したコレステロール誘導体である7-デヒドロコレステロールが，肝臓で25-ヒドロキシビタミンDとなり，さらに腎臓で1,25-ジヒドロキシビタミンD（活性型ビタミンD）に変換される．活性型ビタミンDは小腸での**カルシウム吸収**や腎臓での**カルシウム再吸収**を促進して，**血中カルシウム濃度**を調節するとともに，核内のビタミンD受容体に結合して，遺伝子発現を調節する．

4) ビタミンK

ビタミンKは食品や腸内細菌由来のビタミンK_1やK_2から摂取される．骨芽細胞の核内受容体に結合して遺伝子発現を調節する．また，**血液凝固因子**の産生に関与している．オステオカルシンなどの骨蛋白をGla化して，カルシウム結合活性を付与し，骨基質であるヒドロキシアパタイトと強く結合する．ビタミンKは骨粗鬆症の治療に使われる．

2 水溶性ビタミン（図9-8）

1) ビタミンB群

ビタミンB群にはB_1，B_2，B_3，B_6，B_{12}，葉酸（プテロイルグルタミン酸）があり，B_1はチアミン，B_2はリボフラビン，B_3はナイアシン（ニコチン酸アミド），B_6はピリドキシン，B_{12}はコバラミンとよばれる．

ビタミンB_1はミトコンドリア酵素の補酵素として働き，ビタミンB_1欠乏症では脚気，ウェルニッケ脳症，乳酸アシドーシスや心不全が生じる．

ビタミンB_2はフラビンアデニンジヌクレオチド（FAD）として，**クエン酸回路**やグルタチオンレダクターゼの補酵素として作用する．ビタミンB_2欠乏症により口内炎や舌炎が生じる．

ビタミンB_3はニコチン酸アミドであり，NADやNADPの構成成分になる（図9-2）．それぞれの還元型は**NADH**，**NADPH**である．ナイアシンはトリプトファンから生合成される．

ビタミンA欠乏症
ビタミンA欠乏症は夜盲症となる．成人では，肝にビタミンAが蓄積しているため欠乏症は生じにくいが，新生児で欠乏しやすい．

ビタミンE欠乏症
ビタミンEの欠乏により，小脳性運動失調や網膜色素変性症が生じる．

Gla化
ビタミンK依存性カルボキシラーゼによりグルタミン酸のγ炭素にカルボキシル基が付加されたものをいう．

ワルファリン
静脈血栓症の予防治療に使われるワルファリンなどの抗凝固剤は，ビタミンK_2であるMK-4の還元酵素を阻害する．

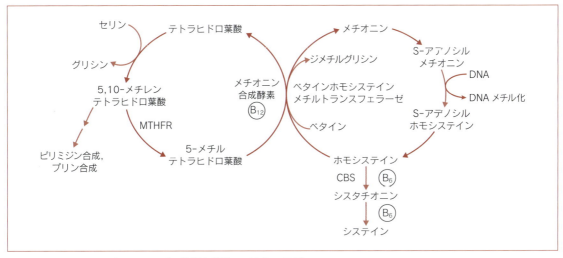

図 9-8　メチオニン，ホモシステイン代謝と葉酸，ビタミン B 群
MTHFR：メチレンテトラヒドロ葉酸レダクターゼ，CBS：シスタチオニン β-シンターゼ．

　ビタミン B_6 のリン酸化物にピリドキサルリン酸があり，補酵素としてアミノトランスフェラーゼ活性を高める．
　ビタミン B_{12} は胃壁細胞由来の内因子と結合し，小腸で吸収される．メチオニン合成酵素の補酵素として働く．ビタミン B_{12} 欠乏は悪性貧血の原因となる．
　葉酸はビタミン B_9 のことであり，5-メチルテトラヒドロ葉酸（5-MTHF）になり，プリン塩基の生合成，アミノ酸代謝に関与する．葉酸欠乏症は巨赤芽球性貧血や新生児の神経管閉鎖不全（二分脊椎）の原因となる．

2）ビタミン C

　ビタミン C はアスコルビン酸とよばれ，還元作用を有する．コラーゲンの生成と安定作用がある．欠乏症は，壊血病とよばれる出血性歯肉炎，点状皮下出血，紫斑症であり，コラーゲン線維の崩壊が原因である．

3　ミネラル

　無機物で摂取が必要なミネラルを必須微量元素といい，鉄，銅，亜鉛以外にマンガン，セレン，モリブデン，コバルト，ヨウ素，クロムの 9 種類がある．
　コバルトはビタミン B_{12} の構成成分であり，ヨウ素は甲状腺ホルモンを構成する．銅は鉄代謝に関与し，銅含有酵素として作用する．亜鉛欠乏は味覚障害や褥瘡患者に認められる．

III エネルギー産生と体温調節

1　エネルギー産生

　食事による栄養素の熱量は，それぞれ 1 g あたり，糖質は 4 kcal（キロカロ

葉酸欠乏症
妊娠を計画している女性では葉酸の追加摂取が望まれている．また，葉酸と B_{12} の欠乏症は高ホモシステイン血症を呈して，動脈硬化性血管障害のリスクとなる．

ビタミン C の摂取
1 日に 100 mg の摂取が推奨されている．

銅含有酵素
銅含有酵素として，スーパーオキシドジスムターゼ，チトクロム C オキシダーゼ，モノアミンオキシダーゼがある．

亜鉛含有酵素
アルカリ性ホスファターゼ（ALP）は亜鉛含有酵素の代表である．

カロリー（cal）
1 cal は 14.5 ℃ の水を 15.5 ℃ に上昇させるのに必要なエネルギーで，医療では kcal（=1,000 cal）の単位が使われる．

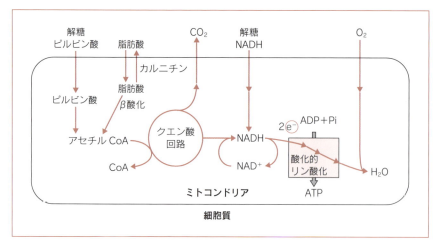

図9-9 解糖によるエネルギー産生
グルコース1 molから約30 molのATPがつくられる．

リー），蛋白質は4 kcal，脂質は9 kcalである．

1) クエン酸回路，電子伝達系におけるエネルギー産生

　三大栄養素はアセチルCoAを介して相互の変換が可能であり，クエン酸回路から**酸化的リン酸化**を経てATPを産生する（**図9-9**）．ミトコンドリア内膜内のマトリックスにおいて，クエン酸回路で高エネルギー電子をもつNADHを放出し，内膜の電子伝達系へと渡す．電子伝達系は電子（e^-）の流れに共役してプロトン（H^+）を汲み出し，その濃度勾配からATPシンターゼがATPを合成する．**ユビキノンとシトクロムC**がこの電子伝達系に関与する．

2) β酸化，脂肪酸合成におけるエネルギー産生

　脂肪酸からアセチルCoAを生成する反応を**β酸化**という．脂肪酸のβ酸化の逆反応は脂肪酸合成である（**図9-2**）．
　脂肪酸合成の律速酵素は**アセチルCoAカルボキシラーゼ**で，ATPを消費して**アセチルCoA**からマロニルCoAへと2炭素ずつ延長し，さまざまな脂肪酸を生成する．生成した**長鎖脂肪酸**はCoAと結合してアシルCoAとなるが，アシルCoAはミトコンドリア内膜を通過できないため，**カルニチン**と結合することで，ミトコンドリア内へ移動する．カルニチンはカルニチンアシルトランスフェラーゼの作用により，有機酸や脂肪酸からアシル基を受け取ってアシルカルニチンとなり，遊離CoAを生成する．この一連のβ酸化反応で大量のATPが産生される．
　また，脂肪酸のβ酸化によるエネルギー産生は，アセチルCoAから**ケトン体**（アセト酢酸，3-ヒドロキシ酪酸，アセトンの総称）の産生を伴う．

CoA
CoAとはコエンザイムAであり，アデノシン三リン酸，ピロリン酸，パントテン酸，2-メルカプトエチルアミンから構成される．

クエン酸回路
ミトコンドリアにおいて，アセチルCoAから水と二酸化炭素とATPを産生するエネルギーの主要供給源である．TCA（トリカルボン酸）サイクルやクレブス回路ともよばれる．

酸化的リン酸化
電子伝達系の複合体Ⅳで$4e^- + O_2 + 4H^+$から水2分子がつくられる過程でATPがつくられることをいう．シアン化合物はシトクロムCオキシダーゼに結合し，ミトコンドリアの呼吸鎖活性を阻害する．

脂肪酸のβ酸化
フラビンアデニンジヌクレオチド（FAD）により酸化し，水を加え，ニコチンアミドアデニンジヌクレオチド酸化型（NAD）により酸化を加え，さらにチオール開裂して2炭素分を短縮する反応をいう．

中鎖脂肪酸
炭素鎖8～10の中鎖脂肪酸の移動はカルニチンを必要としない．

ケトン体
飢餓や糖尿病初期におけるインスリン作用不足によりケトン体が大量に増加すると，血液の酸性化（アシドーシス）が生じる．ケトン体の一部は飢餓時にはエネルギー源として使われる．

3）エネルギーの利用

脳は1日あたり400〜500 kcalのエネルギーを主にグルコースから消費している．空腹時には肝臓に貯蔵されたグリコーゲンからグルコース6-リン酸を経てグルコースに変換し，血液中グルコース濃度を維持している．一方，骨格筋にはグルコース6-リン酸をグルコースに変換する脱リン酸化酵素がなく，グルコースの増加は生じない．肝臓ではグルコースの30％がペントースリン酸回路で代謝され，核酸合成にも関与する．

2 体温産生と発熱

1）体温上昇の仕組み

栄養素の代謝で産生されるエネルギーの45％がATPになり，55％が熱エネルギーに変換される．ATPからADPへの加水分解でリン酸結合のエネルギーとして7.3 kcalが放出される．

熱は食物の異化で放出されるエネルギーから産生される．運動したりふるえると熱産生が増大する．発熱時は，インターロイキン1とよばれる発熱物質が視床下部の体温調節中枢に作用してプロスタグランジンE_2を産生し，設定値を上昇させる．その結果，悪寒戦慄により熱産生が増え，皮膚の血管収縮・立毛が生じて熱放射が低下して体温が上昇する．

2）基礎代謝

生命維持に必要なエネルギー量を**基礎代謝量**といい，仰臥位，安静，覚醒状態で測定すると，成人で1,200〜1,400 kcal/日である．時間あたりのエネルギー量を代謝率という．代謝率を増加させる要因は，発熱，交感神経による興奮，甲状腺ホルモン，食事などがある．安静時代謝量を1とし，運動時にその何倍のエネルギーを消費するかを**代謝等量（METs）**といい，運動強度の指標として使われる．

3 発汗による熱放散

視床下部の体温調節中枢の設定値が低下すると，発汗や皮膚の血管拡張が起こり解熱する．発汗以外にも意識されずに皮膚や呼吸から水分が失われることを不感蒸散という．1日に約1 Lが蒸発し，500 kcalの熱量を失う．

4 熱中症と低体温症

1）熱中症の分類

暑熱環境における身体の適応障害を総称して熱中症という．熱中症は重症度により，熱失神，熱疲労，熱射病に区分される（**表9-2**）．

熱失神とは高体温による皮膚の血管拡張により，血管内の循環血液量が減少し，脳の血圧低下（脳虚血）をきたす状態をいう．こむら返りなどの**熱けいれん**は，**ナトリウム不足**による細胞膜興奮が亢進した状態である．

褐色細胞とアンカップリング

ミトコンドリアに富み，ATP産生よりも発熱反応に優れる脂肪である．β受容体刺激によりミトコンドリア内膜のミトコンドリア脱共役蛋白質（UCP）1が働いて，呼吸鎖カップリングと反対方向のミトコンドリアマトリックスへH^+が移動し，膜電位が解消するため熱産生が生じる．

運動の効果

運動により骨格筋のミトコンドリアや毛細血管の数が増加する．

汗腺

汗腺にはエクリン腺とアポクリン腺があるが，体温調節にはエクリン腺が関与している．エクリン腺は全身のコリン作動性の交感神経節後線維に支配されている．アポクリン腺は腋窩と会陰部のみにあり，毛包に開口している．

悪性高体温

麻酔薬や抗精神薬で悪性高体温（42℃以上）が生じた場合，細胞障害や細胞死などが起こり，横紋筋融解や多臓器不全を生じることがある．

表 9-2 熱中症の分類

重症度	症状など	従来の分類
軽症	めまい，大量発汗，失神，こむら返り	熱失神 熱けいれん
中等症	頭痛，嘔吐，判断力低下	熱疲労
重症	意識障害，全身けいれん発作，肝障害，腎障害，凝固能亢進	熱射病

熱疲労とは，大量の発汗に伴い脱水と**ナトリウム欠乏**をきたし，塩分の補給が必要な状態である．塩分を経口摂取できない場合は塩分を含んだ輸液が必要である．

熱射病は高熱のために体温調節機能が障害されて，発汗停止を伴う重篤な状態である．

2）低体温症

アルコール中毒や寒冷で低体温症が生じることがあり，深部温度が35℃以下となる．軽度の場合には物忘れ，無気力，全身のふるえ，血圧上昇，心拍数上昇，過呼吸などが生じる．さらに進行すると意識レベルの低下，徐脈，血圧低下が生じ，全身のふるえは消失する．

第10章 内分泌系

I ホルモン作用と調節

　生体の組織および器官を構成する細胞は，互いに連携して個体の**恒常性（ホメオスタシス）**を維持している．このような細胞間の連携にかかわるのが情報伝達系であり，内分泌系，神経系，免疫系がある．

　内分泌系の情報伝達物質をホルモン（hormone）とよぶ．ホルモンは従来「内分泌器官から分泌され，血流により運ばれて標的器官に作用する化学物質」とされてきた．しかし，近年，心臓，血管，消化管や脂肪組織など，以前は内分泌器官と考えられていなかった組織からも種々の生理活性物質が分泌されていることが明らかとなった．また，血流を介してだけでなく，分泌された局所で近傍の細胞に作用する傍分泌，産生細胞自身に作用する自己分泌，分泌細胞内で生合成されたものが自己の細胞内で作用を発揮する細胞内分泌などの存在も明らかとなってきた．

　最近では，従来の定義に加えて，「細胞で産生され，標的細胞の受容体に作用して，微量で生理作用を発揮する生体内情報伝達物質」を広義のホルモンとよぶようになっている．

1 内分泌系の調節の仕組み

1) フィードバック機構

　内分泌系は階層によって支配されている．上位の内分泌器官が分泌する上位ホルモンにより下位内分泌器官が刺激され，その下位内分泌器官が下位ホルモンを分泌するという機構が順に行われ，最終的に標的細胞にホルモンが作用し，生物学的効果が現れる．また，下位ホルモンによる上位ホルモンの合成・分泌の調節が行われ，この機構をフィードバック（feedback）機構という．視床下部−下垂体−標的内分泌器官系はその典型であり，標的内分泌器官として，甲状腺，副腎皮質，性腺（精巣，卵巣）などがある（**図10-1**）．フィードバック機構には**ネガティブフィードバック**（negative feedback）と**ポジティブフィードバック**（positive feedback）の機構があり，ネガティブフィードバック機構がホルモン分泌調節の中心的な役割を担っている．

2) 生理的変動

　ホルモンのなかには生体リズムにあわせて血中濃度が変動するものがある．

> **フィードバック機構**
> 甲状腺ホルモンを例にあげると，血中甲状腺ホルモン濃度が高くなると，ネガティブフィードバック機構により甲状腺刺激ホルモン放出ホルモン（TRH），甲状腺刺激ホルモン（TSH）の分泌が抑制され，逆に血中甲状腺ホルモン濃度が低下するとTRH，TSH分泌が刺激され，血中甲状腺ホルモン濃度を一定に保つように作用する．ポジティブフィードバック機構の例は，排卵時のエストロゲンによる黄体形成ホルモン（LH）の分泌刺激があげられる．

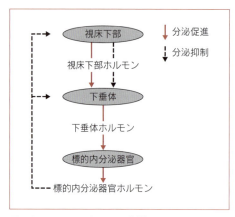

図 10-1　フィードバック機構

変動パターンには，①日内変動（24 時間周期で分泌される），②時間変動（1〜3 時間周期；脈動性分泌），③性周期変動（排卵など），④季節性変動，⑤年齢による変動などがある．コルチゾールは朝高く，夜低いという変動（日内変動）があり，成長ホルモン（GH）は脈動的に分泌され，睡眠時に増加する．また，GH 分泌は思春期に増加し，加齢とともに減少するなどの生理的変動がある．

2　内分泌器官

古典的な内分泌器官には，視床下部，下垂体前葉・後葉，甲状腺，副甲状腺，膵臓，副腎，精巣，卵巣，松果体などがある（図 10-2）．前述のように，心臓，血管，消化管や脂肪組織など，従来は内分泌器官と考えられていなかった組織からも広義のホルモンが分泌される．

3　ホルモンの化学的種類

1）ホルモンの種類と性質

ホルモンはその化学構造から，①**ペプチド・糖蛋白ホルモン**（視床下部ホルモン，下垂体ホルモンなど），②**ステロイドホルモン**（コレステロールから合成されてステロイド環を有する副腎皮質ホルモン，性ホルモンなど），③**アミン・アミノ酸誘導体**（カテコールアミン，甲状腺ホルモンなど）に分けられる．

2）ホルモンの作用と調節機序

標的細胞に達したホルモンは，受容体に結合し，細胞内に情報が伝えられることで作用を発揮する．受容体はそれぞれのホルモンに特異的に結合し，ホルモンが結合すると次の因子に情報を伝える．

ホルモン受容体は大きく次の 2 つに分類される．

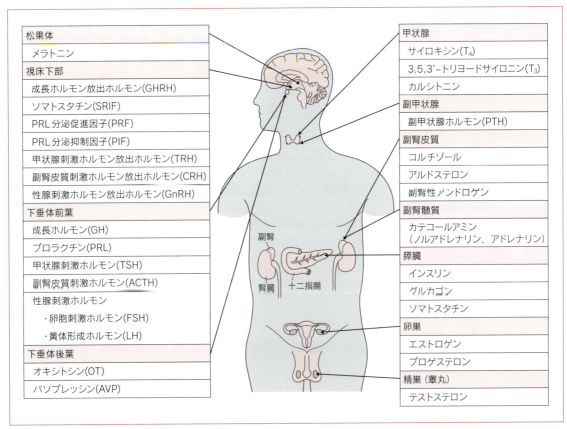

図10-2 内分泌器官とホルモン

(1) 細胞膜受容体（図10-3）

ペプチドホルモン，カテコールアミンなどは，細胞表面にある受容体に結合し，セカンドメッセンジャーを介して蛋白を活性化（リン酸化）する．細胞膜を7回貫通する構造を有し，G蛋白を介して細胞内シグナルに変換されるG蛋白共役型や，そのほかプロテインキナーゼ型，グアニル酸シクラーゼ型，イオンチャネル内蔵型などがある．一般に反応は早く，作用時間は短い．

(2) 細胞内（核内）受容体

ステロイドホルモン，甲状腺ホルモンなど脂溶性のホルモンは細胞膜を通過し，細胞質または核内受容体と結合して作用を発揮する．遺伝子発現を調節し，蛋白合成を介して作用するため，一般に反応は遅く，作用時間は長い．

> **セカンドメッセンジャー**
> ホルモンが細胞膜受容体と結合することによって，細胞内に生成される細胞内情報伝達物質．

II 内分泌臓器とそのホルモン

1 視床下部

視床下部は間脳の一部で，第3脳室の側〜下壁を形成する神経核群である．自律神経の中枢としてさまざまな生命活動の調節を行い，**視床下部ホルモン**や**下垂体後葉ホルモン**を産生している．

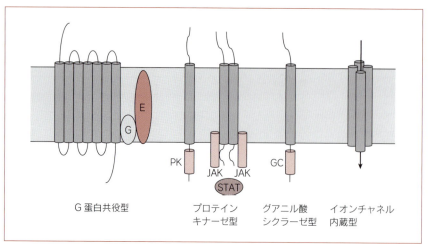

図10-3 細胞膜受容体の種類
G：G蛋白，E：エフェクター（酵素など），PK：プロテインキナーゼ，JAK：Janusキナーゼ，STAT：signal transducer and activator of transcription，GC：グアニル酸シクラーゼ．

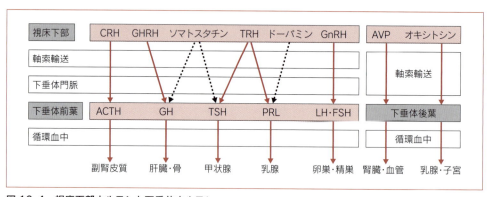

図10-4 視床下部ホルモンと下垂体ホルモン
促進：──→，抑制：┄┄▶．

　視床下部ホルモンは視床下部神経細胞（弓状核など）で合成され，下垂体門脈を通過して下垂体前葉細胞に到達し，放出促進因子，あるいは放出抑制因子として，下垂体前葉で合成される**下垂体前葉ホルモン**の分泌を調節する（図10-4）．

　下垂体後葉ホルモンは視床下部神経細胞（視索上核，室傍核）で合成され，神経細胞の軸索内を輸送され，下垂体後葉に分布する神経終末から分泌される（図10-4）．

2　下垂体

　下垂体は脳底部の蝶形骨により形成されるトルコ鞍内に位置する重さ0.5～1.0gの内分泌器官で，下垂体茎により視床下部と連結している．腺細胞からなる下垂体前葉と，視床下部から伸びる多数の神経線維とグリア細胞に似た後

> **下垂体門脈**
> 視床下部正中隆起の毛細血管網からの血液は，下垂体門脈によって下垂体前葉に流入して再び毛細血管網に分かれ，視床下部ホルモンを下垂体前葉に作用させる．

葉細胞からなる下垂体後葉で構成されている.

1）下垂体前葉

下垂体前葉では，共通の幹細胞から分化した5種類のホルモンが産生，分泌される．下垂体前葉ホルモンの分泌は，視床下部ホルモンと主にネガティブフィードバック機構によって調節されている．

(1) 成長ホルモン（GH）

成長ホルモン（GH）は，下垂体前葉GH細胞から分泌される191個のアミノ酸残基からなるペプチドホルモンである．その分泌は，視床下部から分泌されGH分泌促進作用を示す**成長ホルモン放出ホルモン（GHRH）**と分泌抑制作用を示す**ソマトスタチン（SRIF）**（図10-4），および胃から分泌されるGH分泌促進因子である**グレリン**などにより調節を受けている．

GHは，肝臓や軟骨では**インスリン様成長因子-1（IGF-1）**の産生を促して成長促進に働くほか，全身の組織に直接GH受容体を介して作用し，糖，蛋白質，脂質，水，電解質の代謝，細胞の増殖・分化など多彩な作用を発揮する（表10-1）．

(2) プロラクチン（PRL）

プロラクチン（PRL）は199個のアミノ酸残基で構成されるペプチドホルモンで，下垂体前葉のPRL細胞から分泌される．

PRLの主な作用は，妊娠中の乳腺の発達の促進と産褥期における乳汁の産生，分泌の促進，性腺機能の抑制である（表10-1）．

PRLの分泌は視床下部から放出される**PRL分泌促進因子（PRF）**と**PRL分泌抑制因子（PIF）**により調節されているが，ドーパミンなどのPIFによる抑制的調節が優位である（図10-4）．

(3) 甲状腺刺激ホルモン（TSH）

甲状腺刺激ホルモン（TSH）は糖蛋白ホルモンで，LHやFSHなどと共通のαサブユニットとTSHに特異的なβサブユニットからなる二量体である．TSHの合成と分泌は，視床下部ホルモンの**甲状腺刺激ホルモン放出ホルモン（TRH）**により促進され，ソマトスタチンにより抑制される（図10-4）．さらに甲状腺ホルモンによるネガティブフィードバック調節によって抑制される．

TSHは甲状腺濾胞上皮の細胞膜上に存在する細胞膜を7回貫通するG蛋白共役型の**TSH受容体**に作用して，濾胞上皮細胞のヨード摂取やサイログロブリンの合成を促進し，甲状腺ホルモンの合成と分泌を促進する（表10-1）．

(4) 性腺刺激ホルモン（ゴナドトロピン：gonadotropin）

性腺刺激ホルモンは下垂体ゴナドトロピン分泌細胞から分泌される糖蛋白ホルモンで，**黄体形成ホルモン（LH）**と**卵胞刺激ホルモン（FSH）**がある（表10-1）．LHおよびFSHはTSHと共通のαサブユニットと，LHおよびFSHそれぞれに特異的なβサブユニットが，二量体を形成している．

LHとFSHの分泌は，視床下部から脈動的に分泌される**ゴナドトロピン放**

GH: growth hormone

GHRH: growth hormone releasing hormone

SRIF: somatostatin または somatotropin release inhibiting factor

グレリン（ghrelin）
28個のアミノ酸残基からなるペプチドホルモンで，胃で産生され，下垂体前葉に作用して成長ホルモン（GH）分泌を刺激し，視床下部に作用して摂食を刺激する．

IGF-1: insulin-like growth factor-1

GH受容体
GHは1回膜貫通型のGH受容体に結合して作用を発揮する．

PRL: prolactin

PRF: prolactin-releasing factor

PIF: prolactin-inhibiting factor

PRL受容体
PRL受容体はGH受容体に類似した1回膜貫通型の受容体である．

TSH: thyrotropinまたは thyroid-stimulating hormone

TRH: thyrotropin-releasing hormone

LH: luteinizing hormone

FSH: follicle-stimulating hormone

表 10-1 下垂体ホルモンとその主な作用

		日本語名	英語名		主な作用
前葉		成長ホルモン	growth hormone（GH）		IGF-1 の分泌を促進 身体の成長を促進
		プロラクチン	prolactin（PRL）		乳汁産生を促進 母性行動を促進
		甲状腺刺激ホルモン	thyroid-stimulating hormone（TSH）		甲状腺の成長を促進 T_3，T_4 の分泌を促進
	性腺刺激ホルモン	卵胞刺激ホルモン	follicle-stimulating hormone（FSH）	女性	卵胞の成長を促進 エストロゲンの分泌を促進
				男性	精子形成を促進
		黄体形成ホルモン	luteinizing hormone（LH）	女性	排卵誘起と黄体形成 エストロゲン，プロゲステロンの分泌を促進
				男性	テストステロンの分泌を促進
		副腎皮質刺激ホルモン	adrenocorticotropic hormone（ACTH）		副腎皮質の成長を促進 糖質コルチコイドの分泌を促進
後葉		バソプレッシン	arginine vasopressin（AVP）		水分保持を促進
		オキシトシン	oxytocin（OT）		子宮収縮，乳汁射出

出ホルモン（GnRH）により促進され（図 10-4），性ステロイドにより，ネガティブまたはポジティブのフィードバック調節を受けている．女性の月経周期において分泌が変動し，卵胞期と黄体期には LH と FSH 値は低く，排卵期には大きな排卵性分泌を示す．男性では，低いパルス状の分泌がみられる．

女性では，FSH は卵胞の発育，成熟，エストロゲン産生を促進し，LH は排卵，黄体化，エストロゲン・プロゲステロン産生に重要な役割を担っている（表 10-1）．

男性では，FSH は精細管内のセルトリ細胞に作用して精子形成を促進し，LH は精巣間質のライディッヒ細胞のテストステロンの産生を高める（表 10-1）．

（5）副腎皮質刺激ホルモン（ACTH）

副腎皮質刺激ホルモン（ACTH）は 39 個のアミノ酸残基からなるペプチドホルモンで，**プロオピオメラノコルチン（POMC）**とよばれる前駆体を経て合成・分泌される．

ACTH の合成と分泌は，**副腎皮質刺激ホルモン放出ホルモン（CRH）**（図 10-4），日内リズム，ストレスによる促進，およびコルチゾールによるネガティブフィードバック機構などで調節されている．ACTH の分泌には明確な日内変動が存在するが，これは視床下部に存在する体内時計によるもので，ACTH の血中濃度は早朝，覚醒直後が最も高く，深夜，就寝のころ最も低くなる．

ACTH の最も重要な作用は，コルチゾールの合成と分泌の促進であり，そ

GnRH：gonadotropin releasing hormone

LH および FSH 受容体
LH および FSH 受容体は TSH 受容体と類似した構造の細胞膜を 7 回貫通する G 蛋白共役型受容体である．

ACTH：adrenocorticotropic hormone

プロオピオメラノコルチン
proopiomelanocortin；POMC．241 個のアミノ酸からなるポリペプチド前駆体．組織特異的な酵素により切断され，副腎皮質刺激ホルモン（ACTH），β-リポトロピン，β-エンドルフィン，α-メラニン細胞刺激ホルモン（α-MSH）などが産生される．

CRH：corticotropin releasing hormone

のほか，副腎性アンドロゲンやアルドステロンの合成と分泌も促進する（**表 10-1**）．

2）下垂体後葉

下垂体後葉ホルモンであるバソプレッシンとオキシトシンは，視床下部神経細胞（視索上核および室傍核）で合成され，後葉まで続く神経終末より分泌される（**図 10-4**）．

(1) バソプレッシン（AVP）

バソプレッシン（AVP）は 9 個のアミノ酸残基で構成されるペプチドホルモンである．AVP は腎集合管の V2 受容体に作用して水の透過性を亢進させ，水の再吸収と尿濃縮を促進するため，**抗利尿ホルモン（ADH）** ともよばれる（**表 10-1**）．

AVP の分泌は血漿浸透圧と循環血液量により調節を受けている．血漿浸透圧が閾値（280 mOsm/kg・H_2O）を超えると AVP の分泌は促進され，逆に閾値以下に低下すると AVP の分泌は抑制されて水利尿が生じ，血漿浸透圧が一定に保たれる．

浸透圧受容器は，前視床下部の第 3 脳室底部の終板血管器官（OVLT）に存在する．循環血液量の減少，血圧低下，左房圧の低下は，頸動脈洞，大動脈，左房の圧受容器で感知され，迷走神経を介して視床下部に伝達され，AVP の分泌が促進される．

(2) オキシトシン（OT）

オキシトシン（OT）は視床下部で産生され，下垂体後葉へ運ばれ分泌される．OT は 9 個のアミノ酸残基で構成されるペプチドホルモンで，AVP と OT のアミノ酸残基は一部共通で 2 個だけ異なっている．

OT の生理作用は，妊娠末期の子宮筋収縮作用と授乳期の乳腺筋上皮細胞の収縮作用（射乳反射）である（**表 10-1**）．そのほか，OT は視床下部や海馬において神経伝達物質として機能し，また卵巣や精巣のホルモン合成促進作用があるとされている．

3 甲状腺

1）合成と分泌

甲状腺は前頸部，甲状軟骨の下方に気管を前面から囲むように存在する内分泌器官である．多数の濾胞からなり，甲状腺ホルモンである**サイロキシン（T_4）** と **3,5,3'-トリヨードサイロニン（T_3）** を産生する．

食物中の**無機ヨード（I^-）** は腸管から吸収され，**Na^+/I^- シンポーター（ヨードトランスポーター）** により甲状腺に取り込まれて濃縮される．取り込まれた I^- は濾胞腔内へ輸送され，**甲状腺ペルオキシダーゼ（TPO）** により有機化されて**サイログロブリン（Tg）** のチロシン残基に結合し，モノヨードチロシン（MIT）とジヨードチロシン（DIT）が生成される．その縮合により T_4 と T_3

ACTH 受容体
ACTH は副腎皮質細胞の 7 回膜貫通型の G 蛋白共役型受容体である ACTH 受容体に結合して作用を発揮する．

AVP : arginine vasopressin

ADH : antidiuretic hormone

バソプレッシン受容体
7 回膜貫通型の G 蛋白共役型受容体で，血管や中枢神経系に発現する V1a 型，下垂体前葉に発現する V1b 型，腎臓に発現する V2 型がある．

OVLT : organum vasculosum laminae terminalis

OT : oxytocin

T_4 : thyroxine

T_3 : 3,5,3'-triiodothyronine

Na^+/I^- シンポーター
甲状腺濾胞上皮細胞基底膜側に発現する 643 アミノ酸残基からなる 13 回膜貫通領域を有する蛋白で，能動的にヨウ素イオンと Na イオンを細胞に取り込む．

TPO : thyroid peroxidase

Tg : thyroglobulin

MIT : monoiodotyrosine

DIT : diiodotyrosine

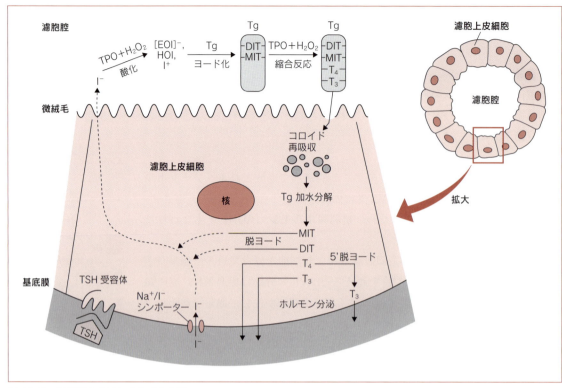

図 10-5　甲状腺ホルモンの合成と分泌

が産生される．甲状腺ホルモンは**濾胞上皮細胞**内で加水分解され，T_4 と T_3 が血中に分泌される（図 10-5）．

このほか，甲状腺の濾胞上皮細胞の間には間質の**傍濾胞細胞（C 細胞）**が散在し，**カルシトニン**を分泌する．

2）調節機構

甲状腺ホルモンの合成と分泌は，**視床下部-下垂体-甲状腺系**によって制御されている．血中で増加した甲状腺ホルモンは，ネガティブフィードバック機構により視床下部および下垂体における TRH および TSH の分泌を抑制し，甲状腺ホルモン産生が抑制される．血中甲状腺ホルモンが低下すると TRH および TSH の分泌が亢進し，甲状腺における甲状腺ホルモン産生が刺激される．

3）代謝

甲状腺から最も多く分泌されるのは T_4 である．核内受容体に結合して標的遺伝子の発現調節を行う T_3 の約 80％がヨードサイロニン脱ヨード酵素によって T_4 から産生される（図 10-6）．血中の T_4 と T_3 のほとんどは甲状腺ホルモン結合蛋白に結合しており，細胞内で核に移行して作用を発揮する遊離ホルモンは T_4 で 0.03％，T_3 で 0.3％ 程度にすぎない．

甲状腺ホルモン結合蛋白である**サイロキシン結合グロブリン（TBG）**は肝

> **カルシトニン**
> 甲状腺傍濾胞細胞（C 細胞）で合成される 32 アミノ酸残基からなるペプチドホルモンで，Ca 低下作用があり，治療薬として用いられる．甲状腺髄様がんで血中濃度が高値を示す．

TBG：thyroxine binding globulin

図 10-6 ヨードサイロニン脱ヨード酵素（1型，2型，3型）による甲状腺ホルモン代謝
甲状腺ホルモンを代謝するヨードサイロニン脱ヨード酵素には1型，2型，3型があり，2型はT₄をT₃に変換して活性化（5'-脱ヨード），3型はT₄をrT₃に，T₃をT₂に変換して不活化（5-脱ヨード），1型は両方の働きがある．

臓で合成され，妊娠やエストロゲン投与などによって血中濃度が上昇し，T_4，T_3値が上昇するが，**遊離 T_4（FT_4）**や**遊離 T_3（FT_3）**は影響を受けない．

FT_4 : free thyroxine

FT_3 : free 3,5,3' triiodothyronine

4）作用

甲状腺ホルモンの生理作用は，主として核内受容体である甲状腺ホルモン受容体に結合し，標的遺伝子の発現調節を行うことにより発揮される．

甲状腺ホルモンの作用は基礎代謝の維持や亢進，脂質代謝と糖代謝の活性化や蛋白質の異化亢進などで，出生後の中枢神経系の発達や小児期の成長に不可欠である．また，交感神経系を刺激し，神経系の被刺激性を亢進させる．そのほか，循環器系に対しては，心拍出量，心筋収縮力や心筋量を増加させる．

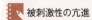
被刺激性の亢進
いらいらなど，神経過敏，手指振戦，腱反射亢進がみられる．

4　副甲状腺

副甲状腺は上皮小体ともよばれ，甲状腺両葉の上・下極の背側に4個存在する数mm程度の内分泌器官で，**副甲状腺ホルモン（PTH）**を分泌する．PTHは84個のアミノ酸からなるペプチドホルモンであり，**血中カルシウム（Ca）濃度**の調節を行っている．

PTH : parathyroid hormone

Caは生体の細胞機能の維持と調節に必須であり，骨の主要構成成分として重要な役割を果たしている．血中Ca濃度は8.5〜10.0 mg/dLの範囲に調節されている．

血中Ca濃度が下がると副甲状腺細胞からPTHが分泌される．PTHは骨芽細胞膜の**PTH受容体**を刺激して，骨からCaを動員する．同時に，腎尿細管のPTH受容体を刺激してCaの再吸収とリン（P）の排泄を促進する．さ

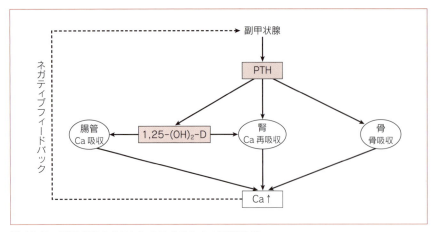

図 10-7　副甲状腺ホルモンによるカルシウム調節機構

らに，PTH は腎尿細管の**ビタミン D** を活性化する．活性化されたビタミン D（1,25-$(OH)_2$-D）は小腸に作用して Ca の吸収を促進するとともに腎尿細管における PTH の Ca 再吸収促進作用を維持する．

血清 Ca 値が上昇すると，副甲状腺細胞膜に存在するカルシウム感知受容体（CaSR）を介して PTH の分泌は抑制される（図 10-7）．

> **カルシウム感知受容体**
> calcium-sensing receptor；CaSR．細胞外の Ca^{2+} 濃度を感知する 7 回膜貫通型の G 蛋白共役型受容体．副甲状腺においては，PTH の分泌を調節する．

5　副腎

1）副腎皮質

副腎皮質は腎臓と同様の中胚葉性上皮から生じた内分泌器官である．副腎皮質は組織学的に最外層の球状層，その内側の束状層，最内層の網状層の 3 つの層からなる．**球状層**からは主としてアルドステロンを中心とする**鉱質コルチコイド**，**束状層**からはコルチゾールを中心とする**糖質コルチコイド**，**網状層**からはデヒドロエピアンドロステロン（DHEA）を中心とする**副腎性アンドロゲン**が産生される（図 10-8）．

（1）コルチゾール（cortisol）

糖質コルチコイドであるコルチゾールは，**視床下部-下垂体-副腎皮質系**によって産生，分泌が調節されている．コルチゾールは，ストレスや日内変動などで刺激された視床下部の CRH による下垂体前葉の ACTH 分泌増加を介して分泌が刺激され，ネガティブフィードバックにより分泌が抑制される．

血中に分泌されたコルチゾールは末梢標的臓器において多彩な作用を発揮し，その作用には糖，蛋白，脂質，骨，水・電解質の代謝，循環機能，免疫機能および精神神経系への作用などがある．コルチゾールは，ストレス下では大量に分泌され，抗炎症作用や抗ショック作用を示す．

コルチゾールの代謝は肝および腎で行われ，**17-ヒドロキシコルチコイド**（**17-OHCS**）として尿中に排泄され，一部は遊離コルチゾールのまま排泄される．

> **副腎皮質ホルモン**
> 副腎皮質ホルモンの前駆物質はコレステロールで，大部分は血中コレステロールに由来する．コレステロール側鎖切断酵素により，コレステロールからプレグネノロンが合成され，次いで鉱質コルチコイド，糖質コルチコイド，副腎性アンドロゲンの 3 系統に分かれて生合成が行われる．

> DHEA：dehydroepiandrosterone

> **コルチゾールの日内変動**
> コルチゾールの分泌は ACTH と同様に脈動的で，早朝に最高値，深夜に最低値となる日内変動を示す．

> 17-OHCS：17-hydroxycorticosteroid

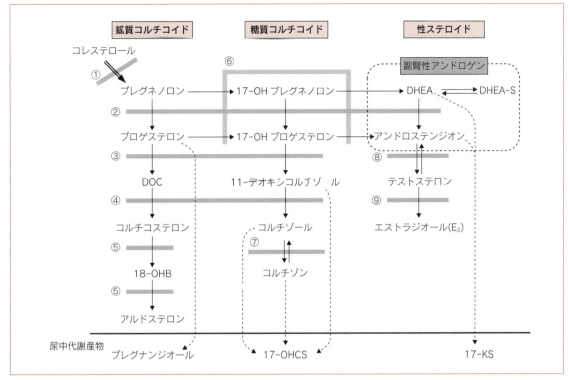

図 10-8　ステロイドホルモンの合成および代謝経路
DOC：デオキシコルチコステロン，18-OHB：18-OH コルチコステロン，17-OHCS：17-ヒドロキシコルチコイド，17-KS：17-ケトステロイド.
①コレステロール側鎖切断酵素，②3β-ヒドロキシステロイド脱水素酵素，③21-水酸化酵素，④11β-水酸化酵素，⑤アルドステロン合成酵素，⑥17α-水酸化酵素，⑦11β-脱水素酵素，⑧17β-脱水素酵素，⑨アロマターゼ.

(2) アルドステロン (aldosterone)

アルドステロンは，腎の遠位尿細管および集合管におけるナトリウム再吸収およびカリウム排泄を促進し，電解質の恒常性を維持する．また，**レニン-アンギオテンシン-アルドステロン系**により体液量の調節と血圧の維持に重要な役割を果たしている（**図 10-9**）．

アルドステロンの分泌は，主に**アンギオテンシンⅡ**により促進されるが，高カリウム血症および ACTH によっても分泌が促進される．血中のアルドステロン濃度は，加齢とともに減少し，ACTH による日内変動として早朝に高値，深夜に低値を示す．また，体位，食塩摂取量，薬物などさまざまな因子の影響を受ける．

(3) デヒドロエピアンドロステロンサルフェート (DHEA-S)

副腎性アンドロゲンには，DHEA と，その硫酸塩である DHEA-S などが含まれる．このうち分泌量が最も多いのは DHEA-S である．DHEA-S はほぼ 100％ 副腎より分泌され，ACTH により調節を受けるが，ACTH に対するネガティブフィードバック機構は存在しない．ACTH と同様の日内変動を有するが，DHEA-S の血中半減期が長いためにその変動は小さい．DHEA-S は男性

DHEA-S：dehydroepi-androsterone sulfate

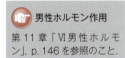
男性ホルモン作用
第 11 章「Ⅵ 男性ホルモン」，p.146 を参照のこと．

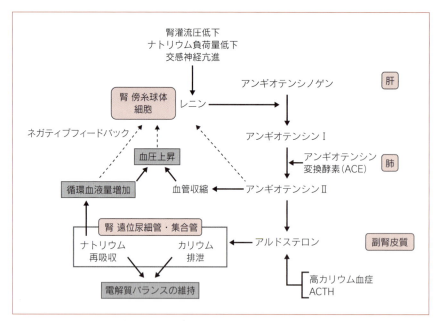

図10-9　レニン-アンギオテンシン-アルドステロン系

ホルモンとしての活性を有するが，テストステロンの約5%である．
　副腎性アンドロゲンは肝臓で代謝を受け，**17-ケトステロイド（17-KS）**として尿中に排泄される．

17-KS：17-ketosteroid

2）副腎髄質

　副腎髄質は外胚葉の脊髄神経節細胞と同一起源のクロム親和性細胞から生じた内分泌器官である．また，交感神経節とともに交感神経-副腎系を構成する内分泌器官でもあり，**カテコールアミン**を産生する．カテコールアミンはカテコール骨格をもつ生理活性アミンで，**ドーパミン，ノルアドレナリン，アドレナリン**の3つの主要なカテコールアミンが存在する．
　ドーパミンやノルアドレナリンは主に中枢神経や末梢交感神経において神経伝達物質として分泌される．交感神経の興奮によってその神経終末端から分泌されたノルアドレナリンは，その大部分が回収され再利用されるが一部は血中に放出される．一方，アドレナリンはそのほとんどが副腎髄質で合成され，血中に分泌されてホルモンとして作用する．
　カテコールアミンは肝臓で代謝を受け，代謝産物は尿中に排泄される．ノルアドレナリンは**ノルメタネフリン**，アドレナリンは**メタネフリン**を経て最終産物である**バニリルマンデル酸（VMA）**に代謝される．一方，ドーパミンは最終的に**ホモバニリン酸（HVA）**に代謝される．カテコールアミンの代謝失活には，カテコール-O-メチルトランスフェラーゼ（COMT）とモノアミンオキシダーゼ（MAO）の2種類の酵素が関与している（図10-10）．
　カテコールアミンの受容体にはα受容体とβ受容体がある．α受容体はα$_1$

> **カテコールアミンの生合成**
> カテコールアミンの生合成はアミノ酸であるチロシンから始まり，一連の酵素反応によりチロシン→DOPA→ドーパミン→ノルアドレナリン→アドレナリンとなる．ノルアドレナリン→アドレナリンへの変換は主として副腎髄質で行われ，血中アドレナリンの大部分が副腎髄質由来である．

DOPA：dihydroxyphenylalanine

VMA：vanillylmandelic acid

HVA：homovanillic acid

COMT：catechol-O-methyltransferase

MAO：monoamine oxidase

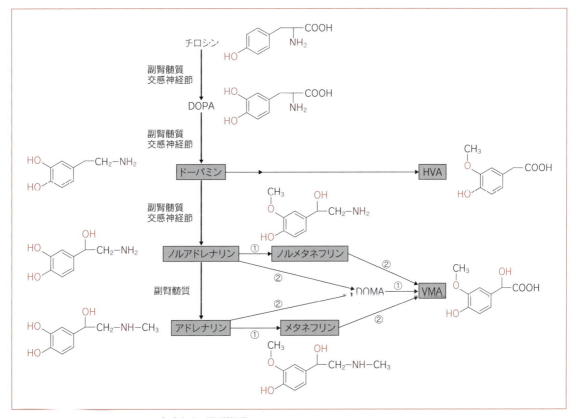

図 10-10　カテコールアミンの合成および代謝経路
HVA：homovanillic acid，VMA：vanillylmandelic acid，DOMA：3,4-dihydroxymandelic acid（中間代謝産物）．
① catechol-O-methyltransferase（COMT），② monoamine oxidase（MAO）．

と α_2 に分類され，α_1 受容体を介した血管収縮作用が主な作用である．β受容体は β_1，β_2 および β_3 に分類され，β_1 受容体を介した心拍数および心収縮力の増加，β_2 受容体を介した気管支拡張および筋グリコーゲン分解による血糖上昇，β_3 受容体を介した脂肪分解などの作用が知られている．

　カテコールアミンとその類似化合物や拮抗薬などが，昇圧，降圧，抗アレルギー，血管収縮や止血目的で薬剤として広く使用されている．

6　松果体

　松果体は 8 mm ほどの大きさ，100～200 mg の重量で，両大脳半球の間で第 3 脳室後上壁から後方に突出し，視床，上丘，脳梁膨大に囲まれた陥凹部に位置している．トリプトファンからセロトニンを経て生合成される**メラトニン**を分泌する．

　メラトニンには，下垂体前葉からの性腺刺激ホルモン（ゴナドトロピン）分泌の抑制作用がある．

> **メラトニンの日内変動**
> メラトニンの分泌には日内変動があり，暗さによって分泌が刺激され，明るさによって分泌が抑制される．メラトニンの分泌が概日リズムの調整に関与している可能性が示唆されている．

第11章 生殖系

I 生殖系

　ヒトの染色体は44本の**常染色体**と2本の**性染色体**X, Yから構成され，女性は44+XX，男性は44+XYとなっている．性染色体X, Yの作用によって男性と女性に分かれる．男性では，Y染色体内に存在する***SRY*遺伝子**の作用により，セルトリ支持細胞から分泌されるミュラー管抑制物質によって**ミュラー管**が退縮し，代わりに**ウォルフ管**が発達して精管となる．また，ライディッヒ細胞から分泌される男性ホルモンによって精巣が形成される．一方，*SRY*遺伝子がない女性では，ミュラー管は退行せず，卵管，子宮，腟に分化する．子宮や卵巣などの生殖器は胎児期に形成されるが，その発達は十分量の女性ホルモン（エストロゲン，プロゲステロン）が分泌される思春期から始まる．

II 女性生殖系

　女性の内生殖器は，卵子をつくる生殖腺である**卵巣**，卵子が通過する**卵管**，受精卵が着床して胎児を育む**子宮**，性行為の際に交接器官となる**腟**から構成される（図11-1）．また，腟の出口にあり，左右の陰唇で囲まれる部位を腟前庭部とよぶ（図11-2）．

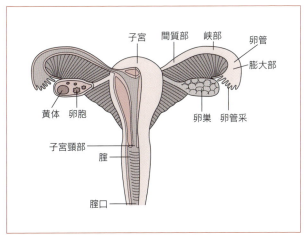

図11-1　子宮，卵巣，卵管，腟

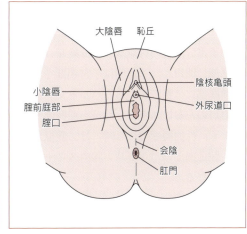

図11-2　外陰部

1）卵巣

卵巣は子宮の両側方にある1対の母指頭大の実質臓器で，生殖腺として卵子を保持し，女性ホルモンを産生する内分泌器官である．中心部は血管や線維組織の豊富な髄質で，外側は間質組織内に多数の原始卵胞を含む皮質から構成される．外表面は1層の表層上皮によっておおわれている．月経終了後に原始卵胞が発育して成熟卵胞に変化し，この過程で卵胞ホルモンが産生される．卵子が排出されたのちに残った卵胞は黄体となり，黄体ホルモンを産生する．黄体は10日ほどで白体となり消失する．毎月この周期（月経周期，図11-6参照）を繰り返す．

> **原始卵胞**
> 胎児期に卵巣が形成される段階では700万個の原始卵胞が存在するが，出生時には約80万個，初経時には30～40万個，閉経期には1,000個と減少していく．

2）卵管

卵管は長さ10～12 cm，内径約1 mmの細い管で，子宮の角部から外側後下方，卵巣の上を走り，その外側に開口する（図11-1）．子宮側から間質部，峡部，膨大部とよび，卵管采で腹腔内につながる．排卵後の卵子は卵管采から卵管内へ吸引され，卵管膨大部で受精したのちに子宮へ運ばれる．

> **卵管采**
> 鳥が羽を広げたような形をしている．

3）子宮

受精卵が着床して胎児を育む体部と，分娩時に胎児を排出する出口としての頸管からなる（図11-1）．子宮の最外側は腹膜でおおわれ，壁は平滑筋，内面は**子宮内膜**で構成される．子宮内膜は機能層と基底層からなり，卵胞ホルモンの作用で機能層は増殖し（増殖期），排卵後（黄体期）は分泌腺に変化し，月経時に剥がれ落ちる．頸部は腟内へ突出しており，その中心を走る頸管の内面は円柱上皮でおおわれている（頸管腺）．黄体期には頸管腺から粘度の高い粘液が分泌される．性交によって射精された精子は，この頸管粘液に満たされた頸管内を抜けて子宮体部，卵管へと進む．

> **子宮口**
> 体部から頸管への入り口を内子宮口，頸管から腟への開口部を外子宮口とよぶ．

4）腟

腟は，血管や神経が走る傍腟組織，平滑筋からなり，内腔側は扁平上皮でおおわれた7～8 cmの伸展性に富んだ管腔臓器である．性交時の交接器官，月経血や子宮分泌物の排泄器官，分娩時は胎児の通過道（産道）となる．腟口は腟前庭部に開口し，子宮側は子宮頸部を包み込むように終端する．腟口部左右の腟前庭部には粘液腺であるバルトリン腺（大前庭腺）が開口する．腟上部外尿道口の左右にスキーン腺（小前庭腺）が開口する．腟壁には明らかな腺組織はなく，性的興奮時には時には，腟壁から水様の分泌物が染み出し，子宮頸管腺や腟前庭部のバルトリン腺やスキーン腺からの粘液と混ざって性行為時の潤滑液となる．

> **腟上皮の浄化作用**
> 腟上皮は多量のグリコーゲンを含有し，腟内に常在する乳酸桿菌は，グリコーゲンを乳酸に変え，エネルギー源にして繁殖する．この乳酸により腟内は酸性に保たれ，ほかの病原性細菌の繁殖を防ぐ．

III 女性ホルモン

1 女性ホルモンの生成経路と生理作用

思春期（8〜9歳から開始）になると視床下部から**性腺刺激ホルモン放出ホルモン（GnRH）**が律動的に分泌される．その刺激によって下垂体前葉から**卵胞刺激ホルモン（FSH）**と**黄体形成ホルモン（LH）**が律動的に分泌される（図 11-3）．

卵巣が FSH, LH の刺激を受けると**卵胞ホルモン**，**黄体ホルモン**が産生される．卵胞ホルモンはエストロゲンとよばれ，エストロン（E_1），エストラジオール（E_2），エストリオール（E_3）の3種類がある．黄体ホルモンはプロゲスチンとよばれ，プロゲステロン（P_4）がその代表である．

それぞれのホルモンが分泌される部位と作用は次のとおりである．

(1) 視床下部
①性腺刺激ホルモン放出ホルモン（GnRH）：下垂体に作用して FSH, LH を分泌させる．

(2) 下垂体前葉
①**卵胞刺激ホルモン（FSH）**：原始卵胞を成熟させ，エストロゲンを産生させる．
②**黄体形成ホルモン（LH）**：排卵を誘発し，排卵後の卵胞を黄体化させてプロゲステロンを産生させる．
③**プロラクチン**：乳汁の産生，排卵の抑制．

(3) 下垂体後葉
①**オキシトシン**：乳腺筋上皮収縮（射乳），子宮平滑筋収縮，母子間の信頼・絆形成，ストレス緩和．

(4) 卵巣
①**エストラジオール（E_2）**：最も強い女性化作用があり，第二次性徴における女性的発育，子宮平滑筋の肥大，内膜・腟上皮の増殖，頸管粘液分泌促進，卵胞発育，妊娠時の子宮筋収縮，オキシトシン感受性亢進，乳管上皮増殖，脂質代謝促進，骨吸収抑制，血液凝固亢進などの作用がある．
②**エストリオール（E_3）**：エストロゲンの最終代謝物で，作用は最も弱い．
③**プロゲステロン**：内膜を肥厚させ，受精卵の着床に適した状態をつくる（増殖期から分泌期へ移行）．エストロゲンと協働して子宮筋を肥大化させる．妊娠時の子宮筋収縮抑制，オキシトシン感受性低下，頸管粘液分泌抑制，乳腺細胞増殖，妊娠維持，体温の上昇，消化管運動抑制などの作用がある．

2 女性ホルモン合成の調節（視床下部-下垂体-卵巣システム）

女性ホルモンの分泌は相互に調節されている（図 11-3）．**視床下部**から分泌される GnRH は**下垂体**からの FSH, LH 分泌を促進するが，FSH, LH 分泌が増えると逆に GnRH の分泌は制御される（**ネガティブフィードバック**）．同様に，下垂体からの FSH, LH は卵巣に作用してエストロゲンやプロゲステ

GnRH：gonadotropin releasing hormone

律動的分泌
パルス状の分泌パターンのこと．GnRH の律動的分泌は，LH, FSH の律動的分泌をもたらすが，持続投与はゴナドトロピンの分泌

FSH：follicle stimulating hormone

LH：luteinizing hormone

エストリオール
妊婦における胎児の胎盤機能を推定する指標となる．

ネガティブフィードバック
FSH 分泌が増えると，GnRH の分泌が制御されるなど下位のホルモンが上位のホルモンの分泌を制御する機構をいう．

アクチビン，インヒビン
卵巣から分泌されるアクチビン，インヒビンは下垂体に作用し，FSH, LH 分泌をアクチビンは促し，インヒビンは抑制する．

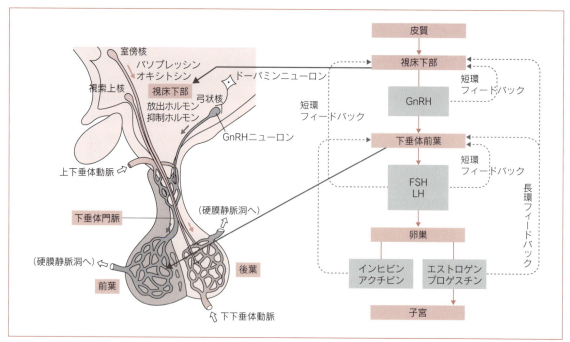

図11-3 視床下部-下垂体-卵巣ホルモンの調節機構

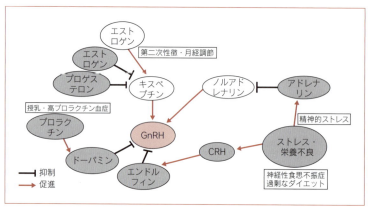

図11-4 中枢または末梢からのGnRH分泌調節

ロンの分泌を促進するが，これら女性ホルモンは，視床下部や下垂体からのGnRH，FSH，LH分泌を抑制する．

3 中枢または末梢からのGnRH調節

GnRHは視床下部に存在する**GnRHニューロン**から**律動的に分泌**される（図11-3）．視床下部ニューロンからのノルアドレナリンやキスペプチン分泌によりGnRH分泌は亢進するが，エンドルフィンやドーパミンはGnRH分泌を抑制する（図11-4）．

乳汁産生を促進するプロラクチンは視床下部弓状核に存在するドーパミンニューロンを介して間接的にGnRH分泌を抑制する（図11-3，4）．このた

> **プロラクチン過剰分泌**
> 抗うつ剤などの精神薬や一部の胃薬によってもプロラクチン分泌は促進され，また下垂体腺腫はプロラクチンを過剰に産生する．その結果，高プロラクチン血症となり，GnRH分泌は抑制されて無排卵となる．これらは不妊症の原因の一つである．

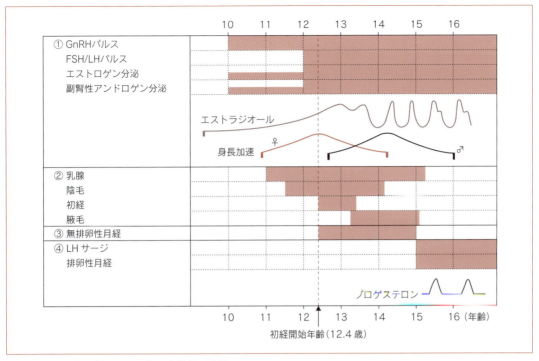

図 11-5　思春期女性における第二次性徴の発現
①〜④は思春期の時期に起こる順番を示す．塗りつぶされた範囲は開始時期を示し，エストロゲン分泌と副腎性アンドロゲン分泌は一部 10 歳頃から始まる．

め，授乳中の母親は無月経となる．一方，ドーパミンはプロラクチン分泌を抑制し，甲状腺刺激ホルモン放出ホルモン（TRH）はプロラクチン分泌を促進する．ある種の抗精神剤，制吐剤，降圧剤を内服するとドーパミンの活性は抑制され，甲状腺ホルモン低下症では TRH 分泌が促進する．これらの場合もプロラクチンが増加して無月経となる．

　ストレスや急激な体重減少（栄養不良）では，下垂体から副腎皮質刺激ホルモン放出ホルモン（CRH）が分泌され，麻薬様物質エンドルフィンの分泌を促進する．エンドルフィンは GnRH 分泌を制御する．またストレスによって誘導されるアドレナリンはノルアドレナリンを抑制し，間接的に GnRH 分泌を制御する可能性もある．これらの結果，GnRH 分泌が制御される．

> **ストレスによる無月経**
> 女性はしばしば学業や仕事のストレス，過激なスポーツ，過剰なダイエットによって無月経となるが，それはこのような GnRH 分泌の制御で説明される．

IV　女性の生殖機能

1　第二次性徴と初経（図 11-5）

　女性の**第二次性徴**は 8〜9 歳で始まり，乳房，陰毛，腋毛の順に発育する．卵巣が発育すると卵胞は成熟化して女性ホルモンが産生され，月経が始まる（初経）（図 11-5）．初経は 12 歳ぐらいでみられるが，数年間は無排卵性月経（**無排卵性周期症**）であるため月経間隔は不規則である（月経不順）．正常の排卵を伴う規則的な月経は 15 歳以降に開始される．そのような年齢になる

> **機能性月経困難症**
> 初経が始まった当初は子宮などの性器は未成熟なため，月経時の出血量は少なく（過少月経），痛みを伴うことが多い．

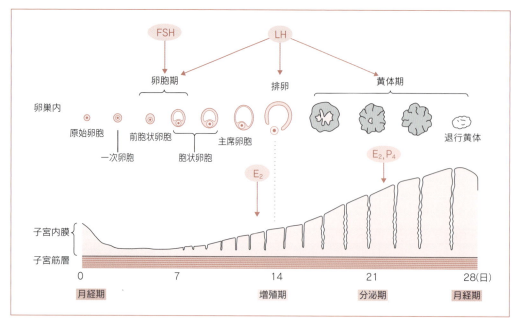

図11-6 月経周期と中枢，卵巣，子宮内膜の変化

と，視床下部からGnRHが律動的に分泌され，下垂体から分泌されるFSHの作用により卵胞は成熟してエストロゲン量が増加するため，さらに体や性器は成熟化する．また，LH分泌が急激に亢進し（**LHサージ**），排卵するようになる（**排卵性月経**）．

2 排卵と月経（図11-6）

卵巣内の原始卵胞は胎児期に減数分裂の途中で停止し，一次卵母細胞（一次卵胞）となる．一次卵胞はFSH，LHの刺激を受けて成熟し，卵胞ホルモン（エストロゲン）と黄体ホルモン（プロゲステロン）を産生する．これらの協働作用によって卵胞は成熟卵胞となり，月経開始日から約2週間でLHサージが起こり，卵子が排出される（排卵）．**子宮の内膜**はエストロゲンの作用により増殖して肥厚する（**増殖期**）．排卵後の卵胞は黄体となってプロゲステロンを産生し，子宮内膜は粘液を分泌するようになり妊娠の準備状態に入る（**分泌期**）．妊娠が成立しなかった場合は約2週間で黄体は白体となって退縮し，エストロゲン，プロゲステロンの分泌量は急激に低下する．その結果，子宮内膜機能層の血流が途絶え，内膜組織は壊死して剥離する．これが月経である．

3 妊娠の成立

卵子は，卵原細胞から分裂して22対の常染色体とX染色体をもつ細胞になる（**減数分裂**）．卵子の減数分裂は胎児期に始まり中断し，思春期になって排卵のときに完結する（**一次卵母細胞**）．この後の減数分裂は排卵時に始まり（**二次卵母細胞**），受精することで完結する．

> **女性の発達**
> 個人差はあるが20歳代でほぼ大人の体に発達するとされるが，エストロゲン分泌量からすると30歳前後が成熟の頂点と思われる．

> **受精しない場合の卵子**
> もし排卵後の卵子が受精しなかった場合には，卵子は腹膜から吸収される．

> **月経の周期**
> 自然の状態では月経は28日ごとに繰り返されるが，そのような周期の調節はGnRHの支配を受けており，それはさらに上位中枢の影響を受ける．

> **卵子と精子の生存**
> 卵子は排卵後1日生存可能であり，精子は卵管膨大部では1日，頸管粘液内では3日間生存するとされている．

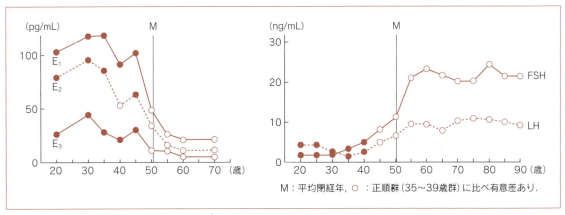

図 11-7　成熟期以降の女性の性ホルモン分泌パターンの変化

(森　一郎：ホルモン動態．産科と婦人科，51(2)：139～147，1984.)

排卵後の卵子は卵管に吸い込まれる．精子のうち最も早いものは射精後5分で卵管膨大部に到達し，卵子とタイミングよく出会うと受精が成立する．

受精後35時間で受精卵は分裂を開始し，卵管内を移動して，受精後3～4日後に桑実胚または初期胞胚の状態で子宮腔に到達する．6～7日後に内膜との接着が始まり，12～13日後に着床が完了する（妊娠成立）．着床胞胚から絨毛が形成されると，ヒト絨毛性ゴナドトロピン（hCG）が産生され，妊娠が維持される．

4　生殖機能の加齢による変化（図 11-7）

生殖機能はエストロゲン分泌量で推定できる．日本人のエストロゲン分泌量のピークは30歳代で，そこから徐々に減少して，50歳代からは標準値以下となる．一方，下垂体ホルモン FSH，LH の分泌量は40歳代から増加しはじめ50歳代で最高値となる．

多くの女性では**閉経**の数年前から，無排卵性の月経パターンをとる．月経は不規則（頻発または希発）となり，出血量が著しく減少（過少月経）する．しかし，この時期に逆に出血量が過多になる人もいる．

V　男性生殖系

男性の生殖器は，精子をつくる生殖腺である**精巣**と，内生殖器とよばれる**精巣上体**，**精管**，**精嚢**，**前立腺**，および**外生殖器**（陰茎，陰嚢）から構成される（図 11-8）．

1）精巣

精巣内は精細管とよばれる細いループ状の管で満たされており，その周囲には**ライディッヒ細胞**が存在する．精細管内では**セルトリ細胞**の働きにより精子

ヒト絨毛性ゴナドトロピン（hCG）
hCG は LH 作用を有するため，排卵後に形成された黄体は退縮することなく維持されて，持続的にエストロゲンとプロゲステロンを分泌する．

hCG：human chorionic gonadotropin

閉経
成熟可能な卵胞が減ってくる40歳代で妊娠は成立しにくくなり，残った卵胞数が1,000個以下になる50歳代で全く排卵が起こらなくなり，無月経となる．

月経過多
閉経前の時期に多い子宮筋腫や子宮腺筋症を有する女性では，これらの病変の存在と内分泌異常が呼応して月経過多はよりひどくなる．

内生殖器
内生殖器は，精子を体外へ導く管の役割と，精子の機能を保つ物質を分泌する外分泌腺としての役割をもっている．

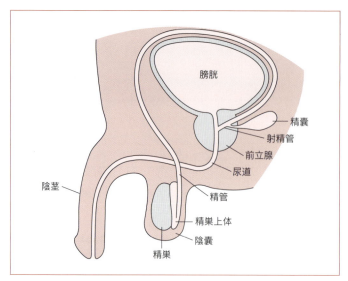

図11-8 男性生殖器系

形成が行われ，精細管外にあるライディッヒ細胞では**男性ホルモン（アンドロゲン）**が合成される．

2）精巣上体

精巣に続く精子の通路である．ほぼ全体が精巣に付着しており，精子の成熟，貯蔵および輸送を担っている．

3）精管

精巣上体に続く精子の通路である．

4）精嚢

射精管に開口する袋状の器官で，前立腺の頭側に左右一対存在する．精嚢分泌液を産生する．

5）前立腺

後部尿道を囲むクルミ大の器官で，前立腺液を後部尿道に排出する．精管は前立腺内を貫く射精管となり，後部尿道に開口する．前立腺に連続する膀胱壁（内尿道口周囲）には内尿道括約筋が存在する．

Ⅵ 男性ホルモン

男性ホルモン（アンドロゲン）は，コレステロールから合成されるステロイドホルモンの一種である．活性の強い順に**テストステロン**，デヒドロエピアンドロステロン（DHEA），アンドロステンジオンなどがある．主に精巣のライ

精液

精液は，約20％が前立腺液，約80％が精嚢分泌液で構成されており，精巣からの分泌成分は1％未満である．

射精

射精時には内尿道括約筋が収縮し，精液の膀胱内への逆流を防いでいる．

アンドロゲン

血液中のアンドロゲンの90％は，精巣から分泌されたテストステロンである．

ディッヒ細胞から分泌されるが，一部は副腎からも分泌される．男性ホルモンは，精子形成や男性の第二次性徴の発現を促し，その分泌は下垂体ホルモンにより調節される．

1 生理作用
(1) 男性の第二次性徴の促進
外性器の発達，声変わり，体毛の増加，性欲の亢進
(2) 成長促進
筋肉増強，骨形成促進，蛋白同化促進
(3) 精子形成
FSHとともに精細管のセルトリ細胞に作用し，精祖細胞（精原細胞）の分裂・増殖，精細胞の成熟および精子細胞から精子への変化を促進する．
(4) 造血能亢進
エリスロポエチンの活性を増大させ，骨髄の赤血球産生能を高める．

2 作用機序
細胞内に取り込まれたテストステロンは，**5αリダクターゼ**の作用によって50倍の活性をもつ**ジヒドロテストステロン**に変換され，細胞質内のアンドロゲンレセプターに結合する．ジヒドロテストステロンと結合したレセプターは核内へと移行し，さまざまな遺伝子の発現を促進して作用を発現する．

3 分泌調節機序
ライディッヒ細胞からのテストステロン分泌は，下垂体より分泌される**黄体形成ホルモン（LH）**により亢進する．テストステロンは下垂体にネガティブフィードバックして，LH分泌を抑制する（FSH分泌は抑制しない）．

VII 男性の生殖機能

1 精子形成
精細管内には，精細管の壁を構成するセルトリ細胞と，さまざまな成熟段階にある精細胞がある．精細胞は，精細管の外側から内側へセルトリ細胞の間を通り抜けるように移動しながら，精祖細胞，第一次精母細胞，第二次精母細胞，精子細胞，精子の順に成熟する（**図11-9**）．

精細胞の成熟には，下垂体から分泌される卵胞刺激ホルモン（FSH）および男性ホルモン（アンドロゲン）が必要であるが，これらのホルモンは精細胞に直接作用するのではなく，セルトリ細胞に作用してその精子形成を促進する．

精子は男性ホルモンの作用により精巣上体，精管内でさらに成熟し，運動能を獲得する．

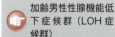

加齢男性性腺機能低下症候群（LOH症候群）
加齢に伴う男性ホルモンの欠乏によって，勃起能低下，認知力低下，抑うつ症状，睡眠障害，体重減少などのさまざまな症状が引き起こされる．

LOH症候群：late-onset hypogonadism，加齢男性性腺機能低下症候群

その他のアンドロゲン作用
アンドロゲンは前立腺細胞に作用し，前立腺組織を増大させる．また，男性型脱毛症の原因となる．

 セルトリ細胞
セルトリ細胞が，成熟過程の精細胞を栄養している．

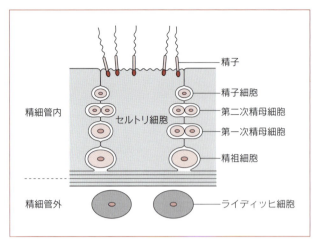

図 11-9　精細管内の模式図

2　勃起と射精

1）勃起のメカニズム

　視覚，聴覚，触覚などの性的刺激は，性行動調節の中枢とされる視床下部へと伝わり，統合，処理される．勃起のシグナルは脊髄神経を伝わり，副交感神経である**骨盤内臓神経**を介して陰茎海綿体に達する．

　骨盤内臓神経（末梢は陰茎海綿体神経）が刺激されると，その神経末端において一酸化窒素（NO）が合成される．NOは陰茎内の小動脈や海綿体平滑筋を弛緩させ，陰茎海綿体内を血液で充満させて勃起を発現させる．

　一方，勃起を消退させるのは，交感神経である**下腹神経**経由のシグナルであり，次に述べる射精に引き続き勃起が消退する仕組みとなっている．

2）射精のメカニズム

　射精は，交感神経（下腹神経）と体性神経（陰部神経）を介して起こる脊髄反射である．陰茎を中心とした陰部刺激により活性化され，胸腰髄（主に上部腰髄）に位置する反射中枢を介してシグナルが伝達される．

　射精は，排精と射出の2段階に分けられる．排精とは，内尿道括約筋の収縮により膀胱頸部を閉鎖したうえで，前立腺液で満たされた後部尿道に射精口から精子と精嚢分泌液を排出することである．射出とは，精液を後部尿道から体外に出すことであり，尿道を取り囲む会陰部の筋肉が収縮することにより，精液が射出される．

> **ホスホジエステラーゼ（PDE）**
> NOは，陰茎内の小動脈壁や海綿体平滑筋の細胞内において，GTPからcGMPを産生することにより平滑筋を弛緩させ，勃起を誘発する．cGMPを不活化して勃起を消退させる酵素が，ホスホジエステラーゼ（PDE）である．

第12章 運動系

I 骨・筋の代謝と調節

1 骨

骨は重力環境下で身体を支えるとともに，外的刺激から軟部組織を保護する器官である．骨には強度が求められるが，骨を硬くするために骨に含まれるミネラルを増加させると骨は重くなる．しかし，身体が重くなれば外部の脅威から逃げるのに不利になる．そこで，骨は丈夫さと軽さを兼ね備える必要がある．

骨は生体に重要なカルシウムとリンの貯蔵庫であり，血液と骨組織の間で絶えずカルシウムの交換が行われている．また，骨の内部にある髄腔は骨髄で満たされ，血液細胞の産生の場となっている．

1）骨の構造

骨は外表面の硬い**緻密骨**〔**皮質骨**（cortical bone）〕と内部の**海綿骨**〔**小柱骨**（trabecular bone）〕に分けられる．

緻密骨はカルシウムやリンを主成分とし，あらゆる骨の辺縁部にみられる．この緻密骨が骨の強度を担う．緻密骨における**膠原線維**は，同方向に走る**骨層板**（**ハバース層板**，**介在層板**など）とよばれる薄い同心円状の層板をつくる．骨層板の間には骨小腔が存在し，骨細胞を収めている．

海綿骨はⅠ型コラーゲンという蛋白質を主成分とし，小孔と骨梁からなるスポンジ状の構造をしている．内部を多孔性にすることで骨を軽くするとともに，弾性により圧迫や機械的な剪断力に抵抗する．中心に向かうにつれ，小孔は大きくなり髄腔を形成する．骨の髄腔面は不連続な細胞の層である骨内膜でおおわれている．髄腔の中は骨髄細胞で満たされ，ここで血液細胞がつくられる．骨の外表面は骨膜でおおわれる．骨膜には血管と神経が走行し，栄養の供給，荷重感覚や疼痛の伝達をしている（図12-1）．

骨の主成分

成分（重量%）	組成
有機成分（30%）	Ⅰ型コラーゲン（約93%） 基質（約5%） 細胞（約2%）
無機成分（70%）	Ca^{2+}とPO_4^{3-}の結晶

2）骨形成

（1）骨芽細胞（osteoblast）

骨芽細胞は間葉系幹細胞に由来し，脂肪や筋と近縁の細胞である．骨表面にシート状に配列し，骨膜および骨内膜を形成する（図12-1）．骨芽細胞は強いアルカリホスファターゼ活性を有し，コラーゲンや**オステオカルシン**などの

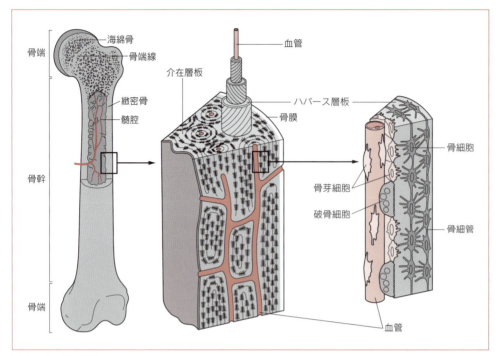

図 12-1 骨の構造

蛋白質を合成・分泌する．

(2) 骨細胞 (osteocyte)

骨細胞は，骨芽細胞の一部が自らの周囲に石灰質を沈着させながら分化した細胞である．骨細胞は周囲に突起を伸ばし，隣の骨細胞と連結してネットワークを形成し，骨に加わる外力に応答して骨形成を制御する（図 12-1）．

(3) 骨形成のメカニズム（図 12-2）

骨芽細胞から分泌されたⅠ型コラーゲン線維とオステオカルシンなどによる基質の組み合わせは**類骨**（osteoid）とよばれる．Ⅰ型コラーゲンは2本の α1 鎖と1本の α2 鎖の3本がらせん状に組み，コラーゲン細線維（膠原原線維）を形成する．一方で，骨芽細胞から分泌された Ca^{2+} と PO_4^{3-} はリン酸カルシウムとして結晶化し，**ヒドロキシアパタイト**を形成する．ヒドロキシアパタイトは膠原原線維やオステオカルシンに結合することで類骨を石灰化し，骨基質を形成する．

3) 骨吸収

(1) 破骨細胞 (osteoclast)

破骨細胞は造血幹細胞に由来するマクロファージと近縁の細胞で，骨膜や骨内膜の内部の骨梁に接して存在する（図 12-1）．破骨細胞が活性化すると，骨表面に接着して骨基質を分解・吸収する．

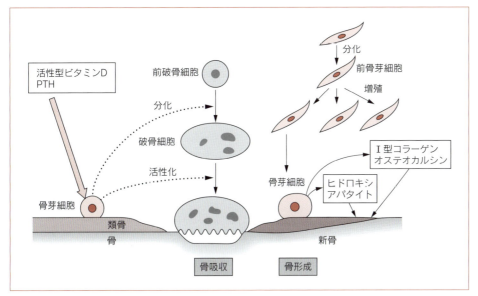

図 12-2　骨の再構築

(2) 骨吸収のメカニズム (図 12-2)

骨吸収は，骨芽細胞が刺激されることによって始まる．骨芽細胞が**副甲状腺ホルモン (PTH)** と**活性型ビタミン D** の刺激を受けると，**破骨細胞分化因子 (RANK リガンド)** を介して前破骨細胞を増殖・融合し，破骨細胞へ分化させる．破骨細胞は骨表面に接着し，酸で石灰を消化し Ca^{2+} と PO_4^{3-} を遊離させて毛細血管に送り，血漿 Ca^{2+} 濃度と PO_4^{3-} 濃度を上昇させる．

4) 骨の再構築 (リモデリング)

骨は常に骨形成と骨吸収を繰り返し，新しく生まれ変わっている (再構築)．骨の再構築 (リモデリング) の主な目的は，血中 Ca^{2+} 濃度の調整，骨の微細損傷の修復，力学負荷に応じた骨の形成である．骨リモデリングの周期は 1〜4 年で，そのうち，破骨細胞による骨吸収は 2〜4 週と短く，その後，骨芽細胞によって 2〜4 カ月かけて骨形成が起こる．このように，骨は 2〜5 カ月程度で作り変えられ，その後はしばらく休止して次の骨リモデリングを迎える．

5) 骨代謝回転

通常，骨のリモデリングにおいて骨吸収量と骨形成量は同量である．このバランスが崩れ，骨吸収が優位になると骨量は減少する．骨吸収と骨形成の速度 (**骨代謝回転**) は甲状腺ホルモンなどの影響を受け，代謝回転が高い場合は骨の減少速度が速いが，骨形成とのバランスが保たれていれば骨量は減少しない．

骨代謝は骨密度測定や**骨代謝マーカー**で評価されるが，骨密度による評価は半年から 1 年後に再測定して判断しなければならない．一方，骨代謝マーカー

RANK (receptor activator of nuclear factor κ B)
リガンドとは，特定の受容体に結合する物質のこと．前破骨細胞の RANK 受容体が RANK リガンドに結合することで反応が起きる．

骨代謝回転に影響する代表的疾患
代謝回転が高回転になる骨粗鬆症疾患には，原発性副甲状腺機能亢進症，甲状腺機能亢進症，がんの骨転移，慢性腎不全，Paget 病などがある．代謝回転が低回転になる骨粗鬆症疾患には，副甲状腺機能低下症，甲状腺機能低下症，Cushing 症候群，糖尿病などがある．

表 12-1　骨代謝マーカー

マーカー	略語	材料	測定方法
骨形成マーカー			
骨型アルカリホスファターゼ	BAP	血清 血清	EIA CLEIA
I型プロコラーゲンN末端プロペプチド	PINP	血清 血清	RIA ECLIA
骨吸収マーカー			
デオキシピリジノリン	DPD	尿	EIA
I型コラーゲン架橋N末端テロペプチド	NTx	尿 血清	EIA EIA
I型コラーゲン架橋C末端テロペプチド	CTx	尿 血清	EIA EIA・ECLIA
酒石酸抵抗性酸性ホスファターゼ-5b	TRAcP-5b	血清	EIA
骨マトリックス（基質）関連マーカー			
低カルボキシル化オステオカルシン	ucOC	血清	ECLIA

EIA：enzyme immunoassay（酵素免疫測定法），CLEIA：chemiluminescent enzyme immunoassay（化学発光酵素免疫測定法），RIA：radioimmunoassay（放射免疫測定法），ECLIA：electrochemiluminescent immunoassay（電気化学発光免疫測定法）．

BAP：bone alkaline phosphatase

PINP：procollagen type I N-terminal propeptide

DPD：deoxypyridinoline

NTx：type I collagen cross-linked N-telopeptide

CTx：type I collagen cross-linked C-telopeptide

TRAcP-5b：tartrate-resistant acid phosphatase 5b

TRAcP-5bの特徴
TRAcP-5bは，破骨細胞に特異的であり，NTxやCTxに比べて腎機能の影響が少ない（NTxやCTxは腎機能低下により高値になる）ことや生理的変動が少ない特徴がある．

TRAcPのアイソフォーム

TRAcP-5a	TRAcP-5b
マクロファージに由来し，血中に存在する．	破骨細胞に由来し，破骨細胞に局在する．

アイソフォーム
アイソフォームとは，構造は異なるが同じ機能をもつ蛋白質である．

ucOC：undercarboxylated osteocalcin

は血液や尿から骨の増減速度を知ることができ，骨密度の変化の予測に有用である（表12-1）．

(1) 骨形成マーカー

骨形成の指標となるものに，**骨型アルカリホスファターゼ（BAP）**，**I型プロコラーゲンN末端プロペプチド（PINP）** がある．

BAPは骨芽細胞から放出され，骨形成活性が亢進すると血中BAPは上昇する．BAPは骨芽細胞の前駆細胞にも存在するため，血中BAP値は未分化な骨芽細胞も含めた骨芽細胞系の全細胞数を推定できると考えられる．PINPは骨芽細胞で合成・分泌されたI型コラーゲンがペプチダーゼの作用により切断・放出される代謝産物で，骨形成の過程で最も早く産生される．

(2) 骨吸収マーカー

骨吸収の指標となるものには，**デオキシピリジノリン（DPD）**，**I型コラーゲン架橋N末端テロペプチド（NTx）**，**I型コラーゲン架橋C末端テロペプチド（CTx）**，**酒石酸抵抗性酸性ホスファターゼ-5b（TRAcP-5b）** がある．

DPDは膠原原線維において架橋を形成し，コラーゲン線維の安定性に寄与している．コラーゲン分解時にDPD，NTx，CTxが骨吸収の速度に応じて産生され，尿中に排出される（図12-3）．TRAcP-5bは破骨細胞に局在する酵素で，骨吸収時に血中に漏出する．

(3) 骨基質マーカー

骨基質関連マーカーとして，**低カルボキシル化オステオカルシン（ucOC）** がある．骨基質のオステオカルシンは，ビタミンK依存性にヒドロキシアパタイト中のカルシウムと結合する．一方，ビタミンKが不足するとオステオ

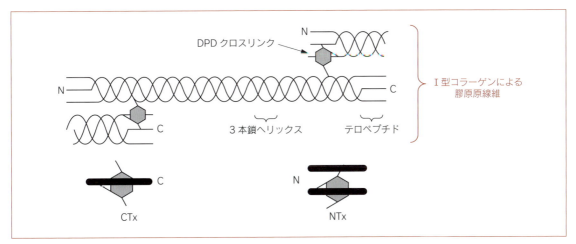

図 12-3　骨コラーゲンでのコラーゲン断端および架橋と骨代謝マーカー
(西沢良記：骨の化学と生物学．化学と生物，39 (1), 13～18, 2001.)

カルシンは ucOC となり，ucOC はカルシウムと結合できない．そのため，ucOC の増加は骨におけるビタミン K の不足を表すだけでなく，骨密度とは独立した骨折の危険性を示すマーカーとされている．

6) 骨の調節
(1) カルシウム代謝

血漿の Ca^{2+} 濃度は副甲状腺ホルモン，活性型ビタミン D によって調節されている (図 10-7, p. 134 参照)．日照不足や腎不全による活性型ビタミン D の不足，副甲状腺機能亢進症などで骨中の Ca^{2+} は減少し，骨密度は低下する．

(2) 性ホルモン

エストロゲンは骨形成を促進し，また骨吸収を抑制する作用をもつ．女性は閉経前後からエストロゲン分泌が減少し，骨粗鬆症の発生リスクが高まる．

> **閉経後骨粗鬆症**
> エストロゲン欠乏によって起こる閉経後骨粗鬆症では，骨代謝が亢進し高回転型を示す．

2　筋

筋は収縮によって動物の運動を司る器官である．骨に付着している骨格筋は収縮して骨を動かすことで身体運動や呼吸を行う．内臓の筋肉は心臓の拍動や，胃や腸の蠕動運動など生命維持のための活動を担う．筋の収縮は ATP を分解して得られるエネルギーを使用し，このときに産生される熱は体温の維持に利用される．筋の基本構造については図 1-5, p. 8 を参照のこと．

1) 筋のエネルギー代謝

筋が収縮するためのエネルギーは ATP の加水分解によって産生される．ATP は筋肉中に蓄えられているがその量は少なく，筋の最大収縮を行うと 1～2 秒で枯渇する．そのため，身体運動を続けるためには ATP の供給を続ける必要がある．ATP の供給経路は次の 3 つである (図 12-4)．

> **ATPase**
> ATP の加水分解には AT-Pase という酸化還元酵素が必要である．
> $ATP + H_2O \xrightarrow{ATPase} ADP + Pi + エネルギー$

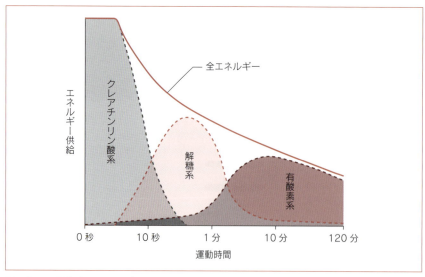

図 12-4　運動時のエネルギー供給系
(岩瀬善彦, 森本武利編：やさしい生理学. 第4版, 南江堂, 2000.)

(1) クレアチンリン酸系（10秒程度のエネルギー供給）

ATPを分解して産生されたADPは，**クレアチンリン酸**の分解によってATPへと再合成される（図9-7, p. 119参照）．クレアチンリン酸の筋内含有量はATPの5倍程度のため，この系によるエネルギー供給は短いものの，**4 mol ATP/min**とATPの供給速度は速い．

(2) 解糖系（グリコーゲン-乳酸系）（1分程度のエネルギー供給）

筋肉中に蓄えられている**グリコーゲン**を**無酸素的**に**グルコース**に分解し，さらにグルコースを分解（解糖）する過程でATPを産生する．代謝産物としてピルビン酸を経て乳酸が産生される（図9-1, p. 114参照）．この系では**2.5 mol ATP/min**の速さでATPが供給される．

(3) 有酸素系（数時間のエネルギー供給）

酸素を利用して**グルコース，脂肪酸，アミノ酸**などからミトコンドリアにおいて大量のATPを合成する（図9-9, p. 122参照）．この系では**1 mol ATP/min**の速さでATPが供給される．

2) 骨格筋の筋線維タイプ（表12-2）

古典的な分類として，骨格筋は古くより外観的な違いから**白筋**と**赤筋**に分けられてきた．しかし，生理学的な特徴が明らかになるにつれ，細分類されている．

(1) 筋線維タイプの分類

①電気刺激に対する収縮速度（力学特性）の違いから**速筋**（FT）と**遅筋**（ST）に分けられる．

②エネルギー代謝の違いから，収縮速度が速く解糖系の酵素を多く含む

クレアチンリン酸系
100m走などのごく短時間に大きな力を発揮する場合は，主にこの系が利用される．

解糖系（グリコーゲン-乳酸系）
400m走など高強度でATPが持続的に必要な場合は，主にこの系が利用される．

有酸素系
ウォーキングやゆっくりしたジョギングなど強度の低い運動では酸素不足になりにくいため，この系が利用される．

FT：fast twitch
ST：slow twitch

表 12-2　骨格筋の筋線維タイプ

	type Ⅰ （遅筋）	type Ⅱa （中間筋）	type Ⅱx （速筋）	type Ⅱb* （速筋）
力学特性	遅筋	速筋	速筋	速筋
エネルギー代謝	SO	FOG	FOG	FG
ATPase染色	type Ⅰ	type Ⅱa	type Ⅱb	type Ⅱb
ミオシン重鎖	MHC Ⅰ	MHC Ⅱa	MHC Ⅱx	MHC Ⅱb
グリコーゲン	少	多	多	多
ミトコンドリア	多	多	少	少
ミオグロビン	多	多	少	少
張力	小	中	大	大
持久性	高	中間	低	低
直径	短	長	長	長
色	赤	ピンク	白	白

*：ヒトには存在しない．

FG：fast glycolytic
SO：slow oxidative
FOG：fast oxidative-glycolytic

ATPase染色
ミオシンはその特性からfast type myosin と slow type myosin に分けられ，fast type myosin はアルカリ性でATPase活性が安定し，slow type myosin は酸性で安定する．この違いからATPase染色法が確立している．

ミオシン重鎖（myosin heavy chain；MHC）
ミオシンは，ミオシン重鎖という細長い蛋白質がらせん状にあわさって形成されている．この蛋白質を解析することで筋線維のタイプを判別できる．

FG，収縮速度が遅く有酸素性の酵素を多く含むSO，その中間の性質をもつFOGに分けられる．

③ ATPaseの染色の違いから，type Ⅰが**遅筋**，type Ⅱが**速筋**に分類され，type Ⅱはさらに **type Ⅱa（中間筋）**，**type Ⅱb（速筋）**，**type Ⅱc**（未成熟な筋線維で，正常筋ではほとんどみられない）に分類される．

④ ミオシン重鎖のアイソフォームの違いから，type Ⅱb は **MHC Ⅱx** と **MHC Ⅱb** に分けられる．MHC Ⅱb は小型のげっ歯類などに存在するが，ヒトにはほとんど存在しない．このため，ヒトでは type Ⅰが遅筋，type Ⅱaが中間筋，type Ⅱxが速筋と考えられている．

(2) 筋の色の差

速筋が白く，遅筋が赤い理由は，筋に含まれるミオグロビンの量に依存する．ミオグロビンはヘモグロビンから譲り受けた酸素を筋中に貯蔵する．運動中にミオグロビンからミトコンドリアに酸素が運搬され，ミトコンドリアでATPの産生が続くため，ミオグロビンの多い遅筋は疲労しにくい．速筋ではミオグロビンの量は少ないがグリコーゲンの貯蔵量が多く，解糖系でATPを素早く多量に作り出せるため，瞬発的な運動を行うことができる．

(3) 筋の分布

筋線維はタイプ別に機能が異なる．ヒトでは，筋は複数の筋線維タイプが入り混じっている．1つのタイプが55％を超えた場合に，そのタイプ優位の筋とよぶ．遅筋の代表格は**ヒラメ筋**であり，**type Ⅰが86％**を占める．type Ⅱに関しては type Ⅱa と Ⅱx をあわせて55％以上の場合を速筋とよぶ．

身体における筋の配置
体表に近い筋は動作筋として白筋の割合が高く，深部の筋は固定筋あるいは姿勢保持筋として赤筋または中間筋の割合が高い．

代表的な遅筋，速筋
括弧内は優位筋の比率を表す．

遅筋優位の筋	速筋優位の筋
母指内転筋 (80.4%)	眼輪筋 (84.6%)
前脛骨筋 (73.4%)	大腿直筋 (70.5%)
大腿二頭筋 (66.9%)	腕橈骨筋 (60.2%)

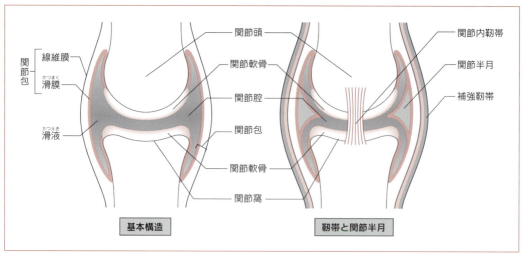

図 12-5　関節の構造

II 骨・関節運動

1 関節の構造（図 12-5）

関節は 2 つの骨が向かい合い，**関節面**，**関節腔**，両者をおおう**関節包**を基本構造とし，必要に応じて**靭帯**，**関節円板**，**関節半月**，**関節唇**を有する．関節面の骨端は硝子軟骨からなる**関節軟骨**におおわれ，関節腔は**滑液**で満たされており，関節面の摩擦はきわめて低い．

2 関節の種類

関節の運動は主に筋の収縮による骨運動であり，過剰な運動は靭帯，関節包，皮膚などで制動される．関節の自由度と固定性は相反する．肩関節のような多軸関節では屈曲・伸展，外転・内転，回旋のように自由度が高いが，固定性は低いため脱臼のリスクがある．一方，平面関節である椎間関節や足根中足関節は滑りあうように動くが，靭帯で囲まれており，運動範囲は制限がある（図 12-6）．

3 関節運動

1) 骨運動（bone movement）

解剖学的肢位において**矢状面**の運動を**屈曲・伸展**，**前額面**の運動を**外転・内転**という．肩関節，体幹，股関節などで，骨の位置を変えずにその場で回転させる運動を回旋という．回内，回外は前腕や下腿などで起きるが，たとえば前腕の回内では橈骨が尺骨の周りを回るように動き，回内前後で骨の位置関係が変わるため，回旋とは別の運動である（図 12-7）．

関節内圧

関節内の圧力（内圧）は陰圧になっており，関節面の適合と安定化に寄与している．

摩擦係数

種類	摩擦係数
関節軟骨	0.02〜0.05
氷と氷	0.03
人工関節	0.1〜0.3

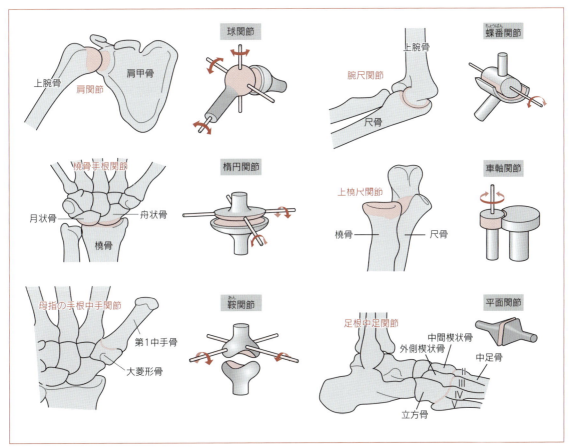

図 12-6　関節の形状と運動軸
　　　　　（坂井建雄他：カラー図解 人体の正常構造と機能Ⅹ運動器（坂井建雄，河原克雅編）．第3版，日本医事新報社，2017．）

2）副運動（accessory movement）（図12-8）

骨運動時に起きる関節包内での運動である．自動運動に伴って起きる運動（**滑り，転がり，軸回転**）と他動的に起きる運動（**圧迫，離解**）がある．

3）関節可動域制限

関節可動域制限には，皮膚や皮下組織，骨格筋，腱，靱帯，関節包などといった関節周囲にある軟部組織に原因がある場合と，関節軟骨や骨といった関節構成体そのものに原因がある場合がある．前者は拘縮といい，可逆的であり，後者は強直といい，不可逆的である．

> **拘縮の病態**
> 動物実験では膝関節を不動化すると2週間までは骨格筋が，それ以上の不動期間になると関節包が拘縮の責任病巣の中心になると報告されている．

Ⅲ 筋運動

1 筋の収縮

1）筋の収縮様式（表12-3）

筋の収縮には，筋の長さが一定な**等尺性収縮**，筋の張力が一定な**等張性収**

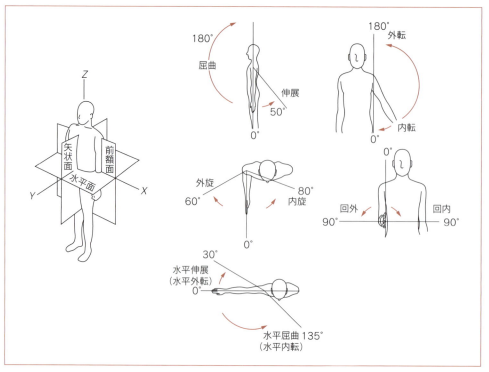

図 12-7　骨運動
（日本整形外科学会・日本リハビリテーション医学会：関節可動域表示ならびに測定法，1995 より改変）

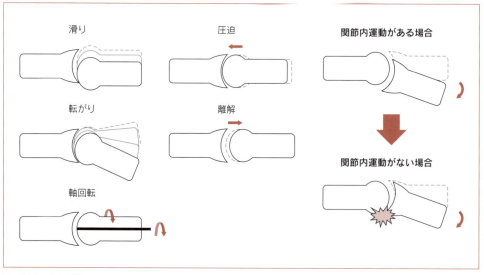

図 12-8　副運動

表 12-3　筋の収縮様式

		筋長	張力	速度
等尺性収縮		一定	可変	0
等張性収縮	求心性	短縮	一定	可変
	遠心性	伸張	一定	可変
等速性収縮	求心性	短縮	可変	一定
	遠心性	伸張	可変	一定

縮，筋の収縮速度が一定な**等速性収縮**がある．また，等張性収縮と等速性収縮では，筋が収縮しながら筋の長さが短縮する**求心性収縮**と，収縮しながら伸張する**遠心性収縮**がある．

　物を持ち上げるとき，持ち上げている最中は筋が収縮しながら短縮するため，筋は求心性収縮をしている．下ろすときは筋が収縮しながら伸張するため，遠心性収縮をしている．物を持ち上げるなど，一定負荷で関節運動を伴った筋収縮を等張性収縮と表現することが多いが，厳密には関節運動では運動速度やてこの原理による負荷量が変化するため，一定の張力を維持することはできない．物が重くて持ち上がらない場合や，持ち上げて止まっている場合は，筋は収縮しているが関節運動がないため，等尺性収縮である．

　等速性収縮は自力で行うことは困難であり，機械を用いた検査などでみられる．決められた速度で動く機械に対して同調あるいは抵抗する運動である．同じ関節運動でも運動速度によって動員される筋が変わるため，筋力評価の指標となる．

2）筋収縮の性質
(1) 刺激応答（図 12-9）
① 単収縮（twitch）
　筋に電気刺激を与えたとき，1回の刺激により生じる筋の収縮を**単収縮**という．刺激後，筋張力が発揮されるまでを**潜伏期**といい，収縮期に筋張力が増大し，筋張力のピークを迎えると**弛緩期**になり静止レベルに戻る．
② 加重（summation）
　単収縮後，張力が静止レベルに戻る前に再度刺激を与えると，2つの単収縮が融合して筋張力が大きくなる．これを**加重**という．刺激頻度を上げると筋張力は次第に増大し，ついには滑らかな持続収縮となる．これを**強縮**という．完全強縮によって生じる筋の張力は単収縮の**4倍**で，日常生活の筋活動はこの強縮である．強縮後も刺激を続けると，次第に筋疲労が起きて筋張力は低下する．
③ 筋の種類による刺激応答の違い
　速筋線維は刺激後に素早く収縮し弛緩期も短いため，遅筋線維に比べて加重は起きにくい．遅筋線維では10回/秒の刺激で加重が起き，30回/秒で強

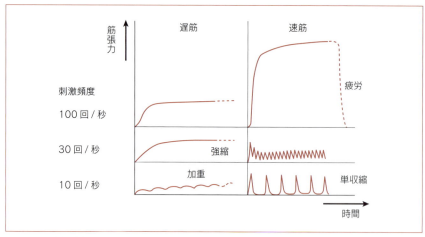

図 12-9　筋の刺激応答

縮が起きるが，速筋では加重も起きない．100 回/秒で速筋も強縮になる（**図12-9**）．

心筋は骨格筋に比べて収縮速度は遅いが，活動電位の不応期が長いため，単収縮は加重しない．**平滑筋**は収縮速度が遅く（数秒～数十秒），加重が起こりやすい．

(2) 漸増現象

加重により筋の張力は増加するが，それだけで多様な運動に対する筋張力の調節を行うことはできない．筋張力は**運動単位（MU）**〔あるいは**神経筋単位（NMU）**〕により詳細に調節されている．

① 運動単位

1 本の運動神経の支配を受ける筋線維群は常に同時に活動するため，1 つの機能的単位とみなすことができる．1 本の運動神経が支配する筋が少ないほど，より緻密な運動が可能である．遅筋を支配する運動神経は細胞体が小さく，伝達速度も遅い．このような運動単位は発生張力が小さいが疲労しにくい（**小さな運動単位**）．反対に速筋を支配する運動神経は細胞体が大きく，伝達速度が速く，発生張力も大きいが疲労しやすい（**大きな運動単位**）．

② サイズの原理

徐々に筋収縮を強めていく場合，まずは小さな運動単位から動員され，大きな運動単位が遅れて動員される．加重による筋張力の増大よりも，複数の運動単位で調節する方が筋張力の立ち上がりが滑らかであり，このようにして筋の出力を一定にして，動作を円滑に行うことができる．

3) 筋収縮の力学

(1) 筋張力と筋長との関係（図 12-10）

① 静止張力

筋が伸張されたときに元に戻ろうとする張力である．筋が短縮しているとき

不応期
細胞の興奮後，興奮性が低下している時期．

MU: motor unit

NMU: neuromuscular unit

運動単位の実際
1 本の神経が支配する筋線維は，眼輪筋では 5 本程度だが，下肢の筋では数百～千本に及ぶ．

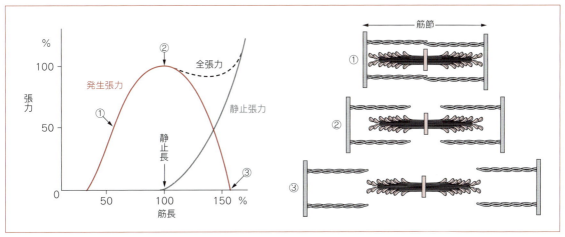

図 12-10 筋張力と筋長との関係
（坂井建雄他：カラー図解 人体の正常構造と機能Ⅹ運動器（坂井建雄，河原克雅編）．第3版，日本医事新報社，2017．）

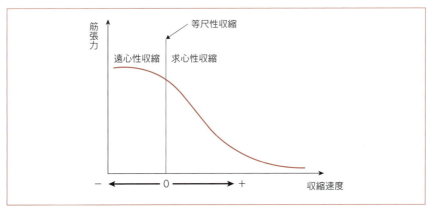

図 12-11 筋張力と収縮速度との関係

は発生しない．

② **発生張力**

　随意収縮や電気刺激などで筋が収縮したときに発生する張力である．短縮位では筋線維同士が重なり合い，張力が低下する（**図 12-10 ①**）．伸展位ではアクチンとミオシンの重なり合いがなくなるため，張力を発揮できない（**図 12-10 ③**）．筋の自然長で発生張力は最大になる（**図 12-10 ②**）．

> **発生張力の例**
> 肘の最大屈曲位や最大伸展位では肘の屈曲筋力は小さいが，90°屈曲位で筋力は最大となる．

③ **全張力**

　静止張力と発生張力の和である．

(2) 筋張力と収縮速度との関係（図 12-11）

　筋は筋にかかる負荷が小さいほど速く収縮できる．負荷が0のとき，筋は最大速度で求心性収縮をする．負荷を徐々に増強していくと収縮速度は低下し，収縮速度が0になった状態が等尺性収縮である．さらに負荷を増強すると筋は伸張され（収縮速度は負）遠心性収縮となり，筋張力はさらに増大する．

索引

和文索引

あ

アクチンフィラメント……………8
アシドーシス……………………62
アセチルコリン………………84, 93
アディポサイトカイン………115
アディポネクチン………………115
アドレナリン……………………136
アドレナリン受容体……………93
アニオンギャップ………………62
アミノ酸…………………………117
アミノ酸誘導体…………………126
アミラーゼ…………………46, 113
アミン……………………………126
アルカローシス…………………62
アルドステロン………………24, 135
アレルギー………………………74
アンギオテンシンⅡ……………135
アンドロゲン……………………146
アンドロステンジオン…………146
アンモニア…………………117, 118
圧受容器…………………………23
圧利尿……………………………23
圧利尿曲線………………………23
暗順応……………………………104

い

イオンチャネル…………………6
インスリン………………………113
インスリン様成長因子-1………129
胃…………………………………43
意識………………………………89
遺伝子……………………………6
閾膜電位…………………………79
一次卵母細胞……………………144
咽頭………………………………42
陰茎………………………………145
陰嚢………………………………145

う

ウェーバーの法則………………96
ウォルフ管………………………139
右脚……………………………12, 14
運動神経………………………5, 77
運動単位…………………………87
運動野……………………………85

え

エストラジオール………………141
エストリオール…………………141
エストロゲン……………………141
エストロン………………………141
エネルギー………………………121
エネルギー産生…………………121
エリスロポエチン………………63
液性免疫…………………………73
円滑追跡眼球運動………………105
延髄………………………………86
遠視………………………………100
遠心性収縮………………………159
遠心性神経………………………77
塩素イオン………………………60
嚥下………………………………45

お

オキシトシン……………………131
黄体ホルモン……………………141
黄体形成ホルモン……129, 141, 147
横隔膜……………………………29
横紋筋……………………………5
温度感覚…………………………97

か

カイロミクロン…………………114
カテコールアミン………………136
カリウム…………………………59
カルシウム…………………59, 149
カルシウム代謝…………………153
カルシトニン……………………132
カルボキシペプチダーゼ………46
ガストリン………………………51
ガス交換………………………33, 35
下気道……………………………28
下垂体……………………………128
下垂体後葉………………………131
下垂体後葉ホルモン……………127
下垂体前葉………………………129
下垂体前葉ホルモン……………128
化学受容器………………………23
化学的シナプス…………………81
加重………………………………159
蝸牛………………………………106
回腸………………………………43
海綿骨……………………………149
外呼吸……………………………35
外耳………………………………106
外生殖器…………………………145
拡散………………………………36
拡張期血圧………………………21
核………………………………1, 2
獲得免疫…………………………73
活性型ビタミンD………………151
活動電位……………………7, 12, 79
滑面小胞体………………………3
肝機能……………………………49
肝臓………………………………49
杆体………………………………102
冠動脈……………………………12
換気血流比不均等………………34
間脳………………………………86
感音系……………………………106
感覚………………………………95
感覚神経……………………5, 77, 97
感覚中枢…………………………97
関節………………………………156
関節運動…………………………156
関節可動域制限…………………157
関連痛……………………………99

眼球運動 …………………… 105

き

キモトリプシン ……………… 46
気管 …………………………… 28
気管支 ………………………… 28
気管支動脈系 ………………… 32
気道抵抗 ……………………… 28
記憶 …………………………… 90
基礎代謝 …………………… 123
器官 ………………………… 1, 6
器官系 ……………………… 1, 6
機能的残気量 ………………… 31
吸気筋 …………………… 29, 30
求心性収縮 ………………… 159
求心性神経 …………………… 77
球形嚢 ……………………… 108
球状層 ……………………… 134
嗅覚 ………………………… 110
胸髄 …………………………… 87
胸腺 …………………………… 68
橋 ……………………………… 86
凝固因子 ……………………… 72
近視 ………………………… 100
筋 …………………………… 153
筋のエネルギー代謝 ……… 153
筋運動 ……………………… 157
筋活動 ………………………… 7
筋原線維 ……………………… 8
筋収縮 ……………………… 159
筋線維 …………………… 7, 154
筋組織 ………………………… 5
筋張力 ……………………… 160
筋紡錘 ………………………… 38

く

クララ細胞 …………………… 29
クレアチニン …………… 117, 118
クレアチン ……………… 117, 118
クロール ……………………… 60
グリア細胞 ………………… 5, 78
グリシン ……………………… 82
グリセロール ……………… 114

グルカゴン ………………… 113
グルコース ………………… 113
グルタミン酸 ………………… 82
グレリン …………………… 129
空気伝導 …………………… 106
空腸 …………………………… 43
屈曲反射 ……………………… 88
屈折異常 …………………… 100

け

ゲルストマン症候群 ………… 85
系統 …………………………… 6
頸髄 …………………………… 87
頸動脈小体 …………………… 39
血圧 …………………………… 21
血圧調節 ……………………… 21
血液 ……………………… 6, 65
血液型 ………………………… 74
血液凝固 ……………………… 73
血管内皮細胞 ………………… 20
血球 ……………………… 65, 69
血小板 ………………………… 72
血漿 …………………………… 65
血漿浸透圧調節系 …………… 54
血栓 …………………………… 72
血中カルシウム …………… 133
結合組織 ……………………… 4
結腸 …………………………… 44
月経 ………………………… 144

こ

コリンエステラーゼ ………… 84
コルチ器 …………………… 106
コルチゾール ……………… 134
コレシストキニン …………… 51
コロトコフ音 ………………… 21
ゴナドトロピン …………… 129
ゴナドトロピン放出ホルモン … 129
ゴルジ装置 …………………… 3
呼気筋 ………………………… 29
呼吸運動 ……………………… 29
呼吸器系 ……………………… 27
呼吸筋 ………………………… 31

呼吸細気管支 ………………… 28
呼吸中枢 ……………………… 37
呼吸調節 ……………………… 37
固有感覚 ……………………… 99
口腔 …………………………… 42
甲状腺 ……………………… 131
甲状腺ペルオキシダーゼ …… 131
甲状腺刺激ホルモン ……… 129
甲状腺刺激ホルモン放出ホルモン
 …………………………… 129
好塩基球 ……………………… 70
好酸球 ………………………… 70
好中球 ………………………… 70
光学系 ……………………… 100
交感神経 …………………… 5, 93
肛門 …………………………… 44
抗利尿ホルモン ………… 54, 131
後根 …………………………… 87
後頭葉 ………………………… 86
虹彩 ………………………… 101
高次脳機能 …………………… 85
鉱質コルチコイド ………… 134
興奮の伝達 …………………… 7
興奮の伝導 …………………… 7
興奮-収縮連関 …………… 13, 14
興奮性シナプス ……………… 82
興奮性ニューロン …………… 83
興奮伝導 ……………………… 80
骨 …………………………… 149
骨のリモデリング ………… 151
骨の再構築 ………………… 151
骨運動 …………………… 156, 158
骨芽細胞 …………………… 149
骨型アルカリホスファターゼ … 152
骨基質マーカー …………… 152
骨吸収 ……………………… 150
骨吸収マーカー …………… 152
骨形成 …………………… 149, 150
骨形成マーカー …………… 152
骨細胞 ……………………… 150
骨髄 ………………… 67, 69, 149
骨組織 ………………………… 4
骨代謝マーカー …………… 151
骨代謝回転 ………………… 151
骨伝導 ……………………… 106

骨盤内臓神経 ………………… 148

さ

サーファクタント ……………… 31
サイロキシン …………………… 131
サイロキシン結合グロブリン … 132
サイログロブリン ……………… 131
サッケード運動 ………………… 105
左脚 ………………………… 12, 14
作業記憶 ………………………… 91
細胞 ……………………………… 1
細胞外液 ………………………… 53
細胞質 ………………………… 1, 2
細胞性免疫 ……………………… 73
細胞内液 ………………………… 53
細胞内（核内）受容体 ………… 127
細胞内小器官 …………………… 1
細胞膜 ………………………… 1, 2, 6
細胞膜受容体 …………………… 127
細胞膜電位 ……………………… 7
三尖弁 …………………………… 12
酸-塩基平衡 ………………… 61, 66
酸素解離曲線 …………………… 37
酸素瀑布 ………………………… 35
酸素分圧 ………………………… 37
酸素飽和度 ……………………… 37
残気量 …………………………… 31
残像 …………………………… 105

し

シェロング起立試験 …………… 93
シナプス ………………………… 81
シナプス前抑制 ………………… 82
シナプス遅延 …………………… 82
シュワン細胞 …………………… 5
ジオプトリ ……………………… 100
ジヒドロテストステロン ……… 147
子宮 ……………………… 139, 140
子宮内膜 ……………………… 140
止血 ……………………………… 72
支持組織 ………………………… 4
糸球体 …………………………… 55
自然免疫 …………………… 73, 74

自律神経 …………………… 5, 93
自律神経系 ……………………… 93
刺激と興奮 ……………………… 80
刺激閾 …………………………… 96
刺激伝導系 ………………… 12, 13
脂質 …………………………… 114
脂肪酸 ………………………… 114
脂溶性ビタミン ……………… 119
視覚 …………………………… 86, 100
視床 ……………………………… 86
視床下部 …………………… 86, 127
視床下部ホルモン …………… 127
視床下部-下垂体-甲状腺系 …… 132
視床下部-下垂体-副腎皮質系 … 134
視床下部-下垂体-卵巣システム
 ……………………………… 141
視野 …………………………… 103
視力 …………………………… 103
耳小骨 ………………………… 106
耳石器 ………………………… 108
持続的伸張反射 ………………… 88
痔帯 ……………………………… 44
色覚 …………………………… 103
識別閾 …………………………… 96
軸索 ………………………… 5, 77
膝蓋腱反射 ……………………… 88
射精 …………………………… 148
酒石酸抵抗性酸性ホスファターゼ
 -5b ………………………… 152
受容器 …………………………… 95
受容体 ……………………… 6, 125
受容野 …………………………… 97
樹状突起 …………………… 5, 77
収縮期血圧 ……………………… 21
終末細気管支 …………………… 28
十二指腸 ………………………… 43
重炭酸イオン …………………… 61
出血 ……………………………… 72
循環 ……………………………… 11
循環系の生理的調節 …………… 19
循環量調節系 …………………… 54
順応 …………………………… 104
初経 …………………………… 143
女性ホルモン ………………… 141
女性生殖系 …………………… 139

小腸 ……………………………… 43
小脳 ……………………………… 86
小胞体 …………………………… 3
小葉 ……………………………… 31
松果体 ………………………… 86, 137
消化管 …………………………… 41
消化管ホルモン ………………… 51
消化管運動 ……………………… 45
消化管機能 ……………………… 41
消化器系 ………………………… 41
消化・吸収 ……………………… 46
上気道 …………………………… 27
上皮組織 ………………………… 3
常染色体 ……………………… 139
食道 ……………………………… 42
触圧覚 …………………………… 97
心筋 ……………………………… 12
心室 ……………………………… 12
心周期 ……………………… 16, 21
心臓 ………………………… 11, 12
心臓超音波検査 ………………… 17
心臓内刺激伝導 ………………… 13
心電図 …………………………… 15
心拍出係数 ……………………… 17
心拍出量 ………………………… 17
心拍数 ……………………… 17, 19
心房 ……………………………… 12
神経・筋活動 …………………… 7
神経筋接合部 …………………… 84
神経膠細胞 ……………………… 5
神経細胞 …………………… 5, 77
神経線維 ………………………… 77
神経組織 …………………… 5, 77
神経突起 ………………………… 5
振動覚 …………………………… 99
深部感覚 ………………………… 97
深部痛 …………………………… 98
靭帯 …………………………… 156
腎ホルモン ……………………… 63
腎小体 …………………………… 55
腎臓 ……………………………… 55

す

スクラーゼ ……………………… 46

スティーブンスの法則 …………… 96
ステロイドホルモン …………… 126
水溶性ビタミン …………… 119, 120
睡眠 …………………………………… 90
睡眠周期 ……………………………… 90
膵機能 ………………………………… 49
膵臓 ……………………………… 43, 51
錐体 ………………………………… 102
随意筋 ………………………………… 5
髄鞘 ………………………………… 77

せ

セクレチン …………………………… 51
セルトリ細胞 ……………………… 145
正視眼 ……………………………… 100
生殖系 ……………………………… 139
生体の恒常性 …………… 9, 55, 125
生体内情報伝達物質 …………… 125
生体膜 ………………………………… 6
生理的不均等分布 ………………… 34
成長ホルモン ……………………… 129
成長ホルモン放出ホルモン …… 129
性染色体 …………………………… 139
性腺刺激ホルモン ………… 129, 141
精管 ………………………………… 145
精細胞 ……………………………… 147
精子形成 …………………………… 147
精巣 ………………………………… 145
精巣上体 …………………………… 145
精囊 ………………………………… 145
静止膜電位 ……………………… 7, 79
脊髄 ………………………………… 87
脊髄神経 ………………………… 5, 92
赤筋 ………………………………… 154
赤血球 ……………………………… 70
舌 …………………………………… 42
仙髄 ………………………………… 87
線維素溶解現象 …………………… 72
線条体 ……………………………… 86
線毛運動 …………………………… 29
線溶 ………………………………… 72
全か無かの法則 …………………… 80
全肺気量 …………………………… 31
前根 ………………………………… 87

前庭感覚 …………………………… 108
前頭葉 ……………………………… 85
前立腺 ……………………………… 145

そ

ソマトスタチン …………………… 129
咀嚼 ………………………………… 44
組織 ………………………………… 1, 3
組織間液 …………………………… 53
粗面小胞体 ………………………… 3
僧帽弁 ……………………………… 12
造血幹細胞 ………………………… 69
造血器 ……………………………… 66
造血器官 …………………………… 66
造血臓器 …………………………… 66
臓器感覚 ……………………… 99, 100
束状層 ……………………………… 134
側頭葉 ……………………………… 85
速筋 ………………………………… 154

た

多シナプス反射 …………………… 88
多尿 ………………………………… 57
唾液腺 ……………………………… 42
代謝性アシドーシス ……………… 62
代謝性アルカローシス …………… 62
代謝等量 …………………………… 123
体液 ………………………………… 53
体液調節因子 ……………………… 24
体液調節機構 ……………………… 54
体温産生 …………………………… 123
体温調節 …………………………… 121
体循環 ……………………………… 11
体性感覚 ………………………… 95, 97
体性感覚野 ………………………… 85
体性神経 ………………………… 5, 93
体性神経系 ………………………… 93
大腸 ………………………………… 44
大動脈小体 ………………………… 39
大動脈弁 …………………………… 12
大脳 ………………………………… 85
大脳基底核 ………………………… 86
大脳辺縁系 ………………………… 86

第二次性徴（女性）……………… 143
第二次性徴（男性）……………… 147
脱分極 ……………………………… 79
単シナプス反射 …………………… 88
単球 ………………………………… 71
単収縮 ……………………………… 159
単糖類 ……………………………… 113
胆機能 ……………………………… 49
胆嚢 ……………………………… 43, 50
炭酸ガス分圧 ……………………… 62
蛋白質 ……………………………… 117
短期記憶 …………………………… 91
男性ホルモン ……………………… 146
男性生殖系 ………………………… 145

ち

遅筋 ………………………………… 154
緻密骨 ……………………………… 149
腟 …………………………… 139, 140
中耳 ………………………………… 106
中心体 ……………………………… 3
中枢神経 ………………………… 5, 84
中枢神経系 ………………………… 84
中脳 ………………………………… 86
長期記憶 …………………………… 91
跳躍伝導 …………………………… 77
聴覚 ………………………………… 106
聴覚閾値 …………………………… 106
直腸 ………………………………… 44
陳述記憶 …………………………… 91

つ

痛覚 ………………………………… 98

て

テストステロン …………………… 146
デオキシピリジノリン …………… 152
デシベル …………………………… 108
デヒドロエピアンドロステロン 146
デヒドロエピアンドロステロンサル
　フェート ………………………… 135
デンプン …………………………… 113

手続き記憶 91
低カルボキシル化オステオカルシン 152
低体温症 123, 124
適刺激 95
伝音系 106
電解質 57
電気的シナプス 83

と

トリグリセライド 114
トリプシン 46
トロポニン 8
ドーパミン 136
等尺性収縮 157
等速性収縮 159
等張性収縮 157
等聴力曲線 108
糖質 113
糖質コルチコイド 134
糖新生 114
糖蛋白ホルモン 126
頭頂葉 85
洞房結節 12, 13
動的伸張反射 88
特殊感覚 95

な

ナトリウム 54, 58
内呼吸 35
内耳 106
内臓感覚 95, 99
内臓痛覚 99
内皮由来血管作動物質 20
内部環境 8
内分泌器官 126
内分泌系 125
軟骨組織 5

に

ニコチン受容体 93
ニューロン 5, 77

二次卵母細胞 144
二点弁別閾 97, 98
二糖類 113
尿酸 117, 118
尿生成 55
尿素 117, 118
尿素サイクル 118
尿濃縮 57
尿排泄 55, 57
妊娠 144

ね

ネガティブフィードバック 125
ネフロン 55
熱中症 123
熱放散 123

の

ノルアドレナリン 93, 136
ノルメタネフリン 136
ノンレム睡眠 90
脳幹 86
脳幹網様体 86, 89
脳神経 5, 92
脳脊髄液 84

は

バケツ-ハンドル運動 30
バソプレッシン 25, 54, 131
バニリルマンデル酸 136
破骨細胞 150
歯 42
肺換気 27
肺気量位 31
肺循環 11, 32
肺動脈系 32
肺動脈弁 12
肺胞換気量 28
肺胞気酸素分圧 35
肺胞気-動脈血酸素分圧較差 36
肺胞壁 31
排便 49

排卵 144
排卵性月経 144
白筋 154
白血球 70, 71
発熱 123
反射 88
半規管 108

ひ

ヒス束 12, 14
ヒト絨毛性ゴナドトロピン 145
ビタミン 119
ビタミンA 119
ビタミンB群 120
ビタミンB_1 120
ビタミンB_2 120
ビタミンB_3 120
ビタミンB_6 120
ビタミンB_{12} 120
ビタミンC 121
ビタミンD 63, 120, 134
ビタミンE 120
ビタミンK 120
ビリルビン 70, 71, 117, 119
皮膚感覚 97
非蛋白性窒素 117
脾臓 67, 68
尾髄 87
微小血管系 25
光変換 102
表在痛 98

ふ

フィードバック機構 125
フィブリン溶解現象 72
フランクスターリングの心臓の法則 18
フリッカー融合頻度 104
プルキンエの移動 104
プルキンエ線維 12, 14
プロオピオメラノコルチン 130
プロゲスチン 141
プロゲステロン 141

プロテアソーム……………117		抑制性ニューロン……………83
プロラクチン………………129	**み**	
不応期………………………80		**ら**
不随意筋………………………5	ミオシンフィラメント…………8	
副運動………………………157	ミトコンドリア………………3	ライディッヒ細胞……………145
副甲状腺……………………133	ミネラル…………………119, 121	ラクターゼ……………………46
副甲状腺ホルモン………133, 151	ミュラー管…………………139	ランヴィエの絞輪……………77
副交感神経…………………5, 93	味覚…………………………109	ランゲルハンス島……………51
副腎…………………………134	味蕾…………………………110	卵管……………………139, 140
副腎髄質……………………136	水電解質調節…………………57	卵形嚢………………………108
副腎性アンドロゲン………134	脈圧……………………………21	卵巣……………………139, 140
副腎皮質……………………134		卵胞ホルモン…………………141
副腎皮質刺激ホルモン……130	**む**	卵胞刺激ホルモン……129, 141
副腎皮質刺激ホルモン放出ホルモン		乱視…………………………100
……………………………130	ムスカリン受容体……………93	
輻輳…………………………105	無髄神経………………………7	**り**
	無髄神経線維…………………77	
へ	無尿……………………………57	リソソーム……………………3
	無排卵性周期症……………143	リパーゼ………………………47
ヘモグロビン…………………70		リボソーム……………………3
ペプシン………………………46	**め**	リポ蛋白リパーゼ……………115
ペプチドホルモン…………126		リモデリング（血管の）………20
平滑筋…………………………5	メタネフリン………………136	リン…………………………149
平衡感覚………………………86	メラトニン…………………137	リンパ…………………………6
閉経…………………………145	明順応………………………104	リンパ管………………………26
	免疫……………………………73	リンパ球………………………70
ほ		リンパ組織……………………67
	も	
ホメオスタシス………9, 55, 125		**る**
ホモバニリン酸……………136	盲腸……………………………44	
ホルモン………………125, 126	網状層………………………134	類骨…………………………150
ボウマン嚢……………………55	網膜…………………………102	
ポジティブフィードバック…125		**れ**
ポンプ-ハンドル運動…………30	**ゆ**	
乏尿……………………………57		レセプター……………………6
房室結節…………………12, 14	有髄神経………………………7	レニン-アンギオテンシン系
勃起…………………………148	有髄神経線維…………………77	……………………………24, 63
	遊離T_3……………………133	レプチン……………………115
ま	遊離T_4……………………133	レム睡眠………………………90
		レンズ核………………………86
マルターゼ……………………46	**よ**	
膜電位…………………………78		**ろ**
末梢神経……………………5, 92	葉酸…………………………121	
末梢神経系……………………84	腰髄……………………………87	ロドプシン…………………102
	抑制性シナプス………………82	

わ

ワルダイエル咽頭輪 ……………… 27

数字

1回拍出量 …………………………… 17
3,5,3'-トリヨードサイロニン… 131
17-ケトステロイド ………………… 136
17-ヒドロキシコルチコイド … 134
17-KS ………………………………… 136
17-OHCS …………………………… 134
Ⅰ型コラーゲン架橋C末端テロペ
 プチド ……………………………… 152
Ⅰ型コラーゲン架橋N末端テロペ
 プチド ……………………………… 152
Ⅰ型プロコラーゲンN末端プロペ
 プチド ……………………………… 152
Ⅰ型肺胞上皮細胞 ………………… 31
Ⅱ型肺胞上皮細胞 ………………… 31

ギリシャ文字

α受容体 ……………………………… 136
β受容体 ……………………………… 136

欧文索引

A

A-aDo$_2$ ……………………………… 36
ABO血液型 ………………………… 74
ACTH ………………………………… 130
ADH …………………………………… 131
aldosterone ………………………… 135
all or noneの法則 ………………… 80
ATP …………………………………… 154
AVP …………………………………… 131

B

Bリンパ球 …………………………… 73
BAP …………………………………… 152

C

Ca^{2+} …………………………………… 59
Cl$^-$ ……………………………………… 60
CO$_2$ナルコーシス ………………… 39
cortisol ……………………………… 134
CRH …………………………………… 130
CTx …………………………………… 152

D

DHEA ………………………… 135, 146
DHEA-S ……………………………… 135
DNA …………………………………… 2, 6
DPD …………………………………… 152

E

E$_1$ ……………………………………… 141
E$_2$ ……………………………………… 141
E$_3$ ……………………………………… 141

F

FSH …………………………… 129, 141
FT$_3$ …………………………………… 133
FT$_4$ …………………………………… 133

G

GABA ………………………………… 82
GH ……………………………………… 129
GHRH ………………………………… 129
GnRH ………………………… 130, 141
GnRHニューロン ………………… 142
gonadotropin ……………………… 129

H

hCG …………………………………… 145
HCO$_3^-$ ………………………………… 61
Hering-Breuer反射 ……………… 38
hormone …………………………… 125
HVA …………………………………… 136

I

IGF-1 ………………………………… 129

K

K$^+$ ……………………………………… 59

L

LH ……………………………… 129, 141, 147
LPL …………………………………… 115

N

Na$^+$ …………………………………… 58
NTx …………………………………… 152

O

OT ……………………………………… 131

P

P$_4$ ……………………………………… 141
PaCO$_2$ ………………………………… 62
PaO$_2$ …………………………… 35, 36
PIF ……………………………………… 129
PINP ………………………………… 152
POMC ………………………………… 130
PRF …………………………………… 129
PRL …………………………………… 129
PRL分泌促進因子 ………………… 129
PRL分泌抑制因子 ………………… 129
PTH …………………………… 133, 151
PTH受容体 ………………………… 133

R

RNA …………………………………… 2, 6

S

SaO$_2$ ………………………………… 36

SRIF ……………………………… 129
SRY 遺伝子 ……………………… 139

T

T リンパ球 ……………………… 73
T_3 ……………………………… 131
T_4 ……………………………… 131

TBG ……………………………… 132
Tg ………………………………… 131
TNF-α ……………………………… 115
TPO ……………………………… 131
TRAcP-5b ……………………… 152
TRH ……………………………… 129
TSH ……………………………… 129
TSH 受容体 ……………………… 129

U

ucOC ……………………………… 152

V

VMA ……………………………… 136

【編者略歴】

奈良信雄（なら のぶお）

1975年	東京医科歯科大学医学部卒業
同年	東京医科歯科大学医学部第1内科医員
1983年	カナダ，トロント大学オンタリオ癌研究所に留学
1987年	東京医科歯科大学医学部内講師（第1内科学）
1990年	東京医科歯科大学医学部助教授（臨床検査医学）
1994年	東京医科歯科大学医学部教授（臨床検査医学）
1999年	東京医科歯科大学大学院医歯学総合研究科教授（全人的医療開発学講座臨床検査医学分野）
2002年	東京医科歯科大学医歯学教育システム研究センター教授兼任
2006年	同センター長
2015年	東京医科歯科大学特命教授，順天堂大学医学部特任教授，大学改革支援・学位授与機構特任教授
2017年	日本医学教育評価機構常勤理事，順天堂大学医学部特任教授（2019年より客員教授），大学改革支援・学位授与機構特任教授（2021年定年退職），東京医科歯科大学（現東京科学大学）名誉教授
	現在にいたる　医学博士

和田隆志（わだ たかし）

1988年	金沢大学医学部卒業（同大学院内科学第一講座入学）
1992年	金沢大学大学院博士課程修了
1995年	米国ハーバード大学 Brigham and Women 病院腎臓部門研究員
2006年	金沢大学附属病院血液浄化療法部長（助教授）
	同　腎臓内科長
2007年	金沢大学大学院医学系研究科教授（血液情報統御学）
	同　医学部附属病院検査部長
2014年	金沢大学医薬保健学域医学類副医学類長
	同　附属病院臨床研修センター長兼任（〜2016年3月）
2016年	金沢大学学長補佐（〜2018年3月）
	金沢大学大学院教授（腎臓内科学・腎病態統御学）
	同　附属病院副病院長兼任（〜2018年3月）
2018年	金沢大学副学長
	金沢大学医学系長・医学類長
2020年	金沢大学理事
2022年	金沢大学長（現在にいたる）
	医学博士

最新臨床検査学講座
生理学　　　　　　　　　　ISBN978-4-263-22373-4

2018年3月10日　第1版第1刷発行
2025年1月10日　第1版第8刷発行

編著者　奈　良　信　雄
　　　　和　田　隆　志
発行者　白　石　泰　夫
発行所　医歯薬出版株式会社

〒113-8612　東京都文京区本駒込1-7-10
TEL.（03）5395-7620（編集）・7616（販売）
FAX.（03）5395-7603（編集）・8563（販売）
https://www.ishiyaku.co.jp/
郵便振替番号 00190-5-13816

乱丁，落丁の際はお取り替えいたします　　印刷・あづま堂印刷／製本・愛千製本所
Ⓒ Ishiyaku Publishers, Inc., 2018. Printed in Japan

本書の複製権・翻訳権・翻案権・上映権・譲渡権・貸与権・公衆送信権（送信可能化権を含む）・口述権は，医歯薬出版（株）が保有します．
本書を無断で複製する行為（コピー，スキャン，デジタルデータ化など）は，「私的使用のための複製」などの著作権法上の限られた例外を除き禁じられています．また私的使用に該当する場合であっても，請負業者等の第三者に依頼し上記の行為を行うことは違法となります．

JCOPY ＜出版者著作権管理機構　委託出版物＞
本書をコピーやスキャン等により複製される場合は，そのつど事前に出版者著作権管理機構（電話03-5244-5088，FAX 03-5244-5089，e-mail：info@jcopy.or.jp）の許諾を得てください．